U0251514

上颌无牙颌美学种植修复
系统化指南

Esthetic Implant Restoration in the Edentulous Maxilla
A Simplified Protocol

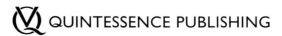 QUINTESSENCE PUBLISHING

Beijing, Chicago, Berlin, Tokyo, London, Paris, Milan, Barcelona, Istanbul, Moscow, New Delhi, Prague, São Paulo, Seoul, Singapore, Warsaw

上颌无牙颌美学种植修复

Esthetic Implant Restoration in the Edentulous Maxilla

系统化指南
A Simplified Protocol

（法）卡里姆·达达
（Karim Dada）
（法）马尔万·达斯
（Marwan Daas）

主编

曲 哲 主译

北方联合出版传媒（集团）股份有限公司
辽宁科学技术出版社
沈 阳

图文编辑

廖名迪　陈媛媛　冯景刚　周宝宽　司永仁　杨元德　冯　琳　高世斌　丁　阳　于欣欣
廖　敏　李玲娓　廖名迪　杨关林　赵玉学　关洪全　候江林　张书颖　姚丽娟　郭雅清
赵永辰　王国华　张　红　张作峰　刘　红　时　峰　张　晨　张　宏　宋建文　刘争鸣
于晓丹　张立德　张　震　王书凯　刘　全　王　玲　张　青　张　巍　王福金　李喜国
张　晨　何　森　刘　娜　肖　艳

This is translation of English edition Esthetic Implant Restoration in the Edentulous Maxilla, A Simplified Protocol
By Karim Dada, Marwan Daas
© 2014 by Quintessence Publishing Co., Inc

©2018，辽宁科学技术出版社。
本书由Quintessence Publishing Co., Inc授权辽宁科学技术出版社在中国出版中文简体字版本。著作权合
同登记号：06-2017年第88号。

图书在版编目（CIP）数据

上颌无牙颌美学种植修复系统化指南 / （法）卡里姆·
达达（Karim Dada），（法）马尔万·达斯主编（Marwan
Daas）；曲哲主译.— 沈阳：辽宁科学技术出版社，2019.9
　　ISBN 978-7-5591-1206-4

　　Ⅰ.①上…　Ⅱ.①卡…②马…③曲…　Ⅲ.①种植牙—指
南　Ⅳ.①R782.12-62

中国版本图书馆CIP数据核字（2019）第117392号

出版发行：辽宁科学技术出版社
　　　　　（地址：沈阳市和平区十一纬路25号　邮编：110003）
印　刷　者：广州市番禺艺彩印刷联合有限公司
经　销　者：各地新华书店
幅面尺寸：210mm×285mm
印　　张：13.25
插　　页：4
附　　件：1
字　　数：350千字
出版时间：2019年9月第1版
印刷时间：2019年9月第1次印刷
责任编辑：陈　刚　苏　阳　殷　欣
封面设计：袁　舒
责任校对：李　霞

书　　号：ISBN 978-7-5591-1206-4
定　　价：398.00元

投稿热线：024-23280336
邮购热线：024-23280336
E-mail:cyclonechen@126.com
http://www.lnkj.com.cn

译者名单Translators

主　译　曲　哲　大连市口腔医院

副主译　温　波　南京大学医学院附属口腔医院

　　　　张　健　天津市口腔医院（南开大学口腔医院）

　　　　王大为　沈阳市新兴口腔门诊部

参　译　马　岚　荆门市第一人民医院

　　　　王战昕　大连市妇幼保健院

　　　　孙　亮　大连市口腔医院

　　　　邵中南　大连市口腔医院

　　　　章　轩　大连市口腔医院

　　　　谢炅东　大连市口腔医院

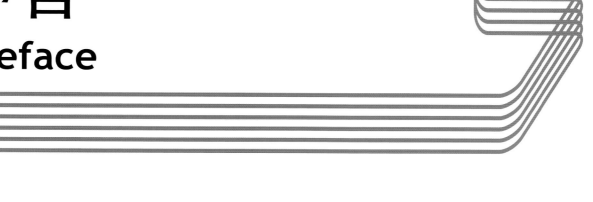

序言
Preface

本书的主要目的是提供一个系统化的临床指南，指导读者使用一项新技术治疗上颌无牙颌，并真正成功地处理这一临床挑战：获得可预期的美学修复效果。本书不是对现有治疗方案的简单描述，相反，它将在标准化美学分析的基础上提出一种治疗方案。这种治疗模式侧重于准备阶段的重要性和原有活动义齿的质量，其在常规治疗中往往被忽略了，同时这也是造成美学或功能失败的常见原因。这是该治疗模式成功的关键。

本书也介绍了即刻负重的可能性，在术后最短时间内为患者完成固定修复以及微创不翻瓣手术的使用，其最大限度地减少了患者术后的不适。

文中大量使用了插图，这是因为它能更好地呈现本书的临床目的。同时，这也是表达需要开展这种治疗模式关键点最有效的方式。本书提供了一个有科学依据的综合信息，这种治疗方案已经在一些同行的综述论文中得到验证，并且长期随访的初步结果也验证了此观点。

标准化的美学分析是整个治疗过程中重要的交流工具，包括口腔修复医生、口腔技师、口腔外科医生、牙医助理和患者等。我们多年来重视的团队合作原则对于现今患者的治疗是至关重要的。团队合作要求完美的协调配合，这就是本书的基础。

本着这种团队合作精神，我们在这个项目上与Paulo Malo博士和他的团队合作，他们拥有丰富的临床经验，并且永不停止地为全口无牙颌患者开发新的治疗方案。他们研究的重点是，如何减少种植体的使用数量，简化手术和修复流程，避免植骨，并制订治疗方案，这将被大量的临床医生应用于更多的患者。这次合作的收获将在本书最后一章关于All-on-4治疗理念中给予阐述，我们对此深表感谢。

致谢

感谢Michel Pompignoli和Michel Postaire博士的友谊和不懈的支持。感谢Marc Danan博士在本书中对部分病例外科手术的高品质记录，以及我们长期友好的合作。感谢Serge Tissier和他的牙科技工室的整个团队，感谢他们一直以来从事的高质量修复工作以及他们对信赖他们的执业医师以人为本的合作方式。感谢我们的编辑Christian Knellesen博士对这项工作充满信心以及他的鼓励。感谢我们团队的每一个人——秘书、助理、参编人员、通讯作者……没有你们，这本书将永远没有出版的一天。

译者前言
Translator's Preface

本书主要是从美学角度出发，针对上颌无牙颌种植修复提出的系统化指南，并在固定修复前通过临时义齿更好地完善美学和功能修复。一直以来对于患者美学的评估大多会混杂主管医生的主观性，但本书中给出了详细的美学评估检查表，使用此美学评估检查表为患者进行美学分析可以更加客观，患者也可以更加直观地了解到需要改进的部分，也可以更方便医生做出种植手术以及修复方案的设计。而临时修复体的使用也可以让患者更直观地了解到种植修复的最终美学效果，可以让医患之间得到更好的沟通，可以更好地满足患者在美学上的诉求。

本书还介绍了上颌无牙颌种植修复的适应证、手术外科导板的使用、即刻负重的应用以及多种种植修复体的选择，当然还有几例不完全上颌无牙颌患者的病例介绍，这些可以帮助医生在临床上更好地选择手术适应证以便更准确地制作种植手术和种植后的修复设计，为患者提供更适合的种植修复。

本书中除了常规的上颌无牙颌种植修复外，还介绍了上颌All-on-4手术设计，以及上颌的穿颧种植，这些种植手术方式可以有效减少种植体数目、简化手术程序、避免骨增量手术、减少患者的手术创伤。这使医生在遇到上颌骨量不足的患者时可以有更多的种植手术方案的选择并可以更好地帮助他们恢复牙齿的功能，提高生活质量。

本书另一个特点就是大量的临床病例都以图片形式详细记录、展示给读者，这可以让读者更加直观地了解并掌握本书作者所表达的意愿。而口腔种植修复是一项需要团队合作完成的修复治疗方式，并且因为种植患者对于最终修复效果的要求一般较高，种植修复也需要医患之间协商完成。这样术前的美学分析以及设计就更加重要，因此本书给出的美学评估检查表也就相对更加实用。

致谢

首先要感谢本书作者Karim Dada和Marwan Daas以及他们的团队为广大读者带来这么精彩的一本书。其次感谢所有参与翻译的人员以及大连市口腔医院种植中心团队为我提供的帮助，当然还要感谢参与本书编辑的所有人员，使得本书翻译完成并得以面世。也衷心希望各位读者在读完本书之后有各自的收获并给予指正，谢谢大家！

绪论
Introduction

流行病学调查

全口无牙颌患者在全世界人口中占有很高比例。根据美国的前瞻性研究，伴有单颌或双颌无牙颌患者的数量会持续增长，将从1991年的3360万增长到2020年的约3800万（图1）。

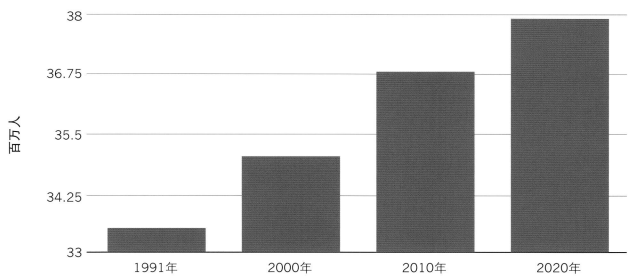

图1　评估美国的无牙颌患者数量（数据来源于 Douglas 等[1]）。

这种现象可以用寿命增长来解释，据估算，寿命增长从每年1.5个月增加到3个月，并且无牙颌患者成比例地增加。在2050年的美国，65岁以上的人群将会超过5000万人，60岁以上的人群将超过总人口的1/3。2050年与2000年比较，年龄在75岁以上的人群将增长3倍，年龄在85岁以上的人群将增长4倍。在2010年的美国，几乎1/4的65岁以上人群是无牙颌患者。今天，对于生活环境不稳定或保险覆盖不足的某些人群，能给予的医疗保健同样有限。

表 1	可摘全口义齿	
适应证		**缺点**
• 以前使用过可摘义齿		• 负面的心理影响
• 牙槽嵴丰满能提供支持和稳定		• 牙槽嵴的吸收较难控制
• 绝对的手术禁忌证		• 咀嚼效率低
优点		
• 简单并且可逆的治疗		
• 较低的价格		

表 2	种植覆盖义齿	
优点		**缺点**
• 提高了义齿固位和稳定性		• 医生和患者维护的时间与成本明显增加
• 比固定义齿更易清洁和维护		• 厌氧微生物菌群的附着较固定义齿增加，导致种植体周围炎的发生率增加

然而，老年人和贫困人群并不是全口无牙颌的唯一群体。每个社会阶层都可能受到影响，例如许多年轻人。尽管口腔状况日益恶化，患者对治疗的舒适度和咀嚼效率的期望值与患者数量的上升是一致的。

虽然下颌比上颌无牙颌患者更难获得稳定的功能，但上颌无牙颌更难获得良好的美学效果。事实上有许多参数需要考虑，即使对于经验丰富的临床医生也具有挑战性。无论上颌修复体是多么舒适和实用，患者往往因为修复没有达到预期的美学效果而不满意。因此，上颌无牙颌患者对种植体支持的修复体要求很高。种植体的植入必须遵从一定的条件来保证较高的成功率。

治疗方案的选择

随着种植牙的出现和成功，上颌无牙颌的治疗方案从本质上进化了。无牙颌患者可以选择3种治疗方案：

1. 可摘全口义齿（传统）
2. 种植覆盖义齿（杆卡系统）
3. 种植体支持的固定义齿

可摘全口义齿

表1介绍了可摘全口义齿治疗的适应证、优点和缺点。种植修复治疗病例中[2]，制作临时可摘全口义齿的作用如下：

• 结合下颌确认设计的咬合方案
• 为手术和义齿设计预估可用颌间隙
• 简化手术和修复治疗过程
• 预估最终美学效果
• 确保种植体支持的临时修复体产生较少的微动

种植覆盖义齿

尽管种植覆盖义齿已经在文献中广泛记载[3]，但是笔者认为它唯一的适应证是种植体已经被放置到上颌前牙区，它们的位置导致不能采用固定修复（因为跨度），并且患者拒绝植入更多的种植体。表2描述了种植覆盖义齿治疗的优点和缺点。

笔者的两个经验：①这种修复方式的生物力

种植覆盖义齿的治疗过程

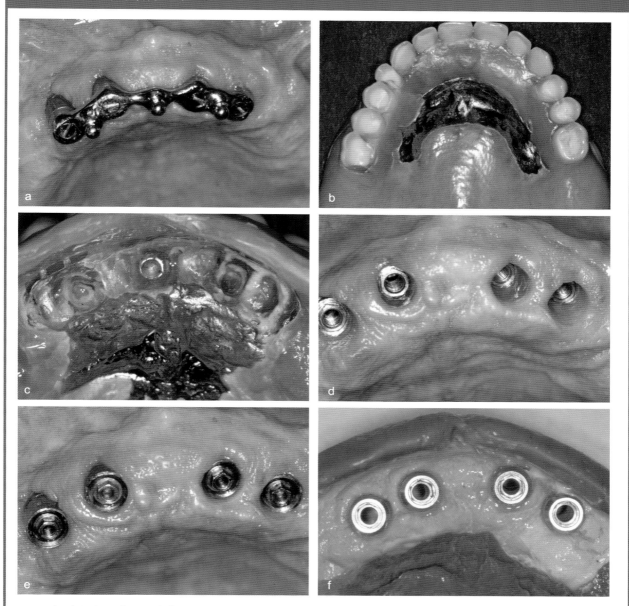

图2 （a）最初口内观。患者采用带有3个球帽附着体的种植体支持的杆卡保持覆盖义齿稳定。（b）修复体的
骀面观。修复体采用金属支架加强，其中嵌入球帽附着体的阳性附件。（c）修复体的组织面观。显示了阳性附
件与球帽附着体分离后需要重衬。在这个阶段，附着体丧失了固位力，患者希望采用相同的修复方案，提高咀嚼
时的舒适度。（d）去除杆卡后的口内观。尽管右侧区域黏膜条件较差，但种植体临床骨整合良好，没有种植体
周围炎。（e）支撑杆卡的基台。这些基台造成可用修复空间减少，设计的固位杆卡需要直接放置在种植体上。
（f）通过聚醚和石膏制取混合印模，用于制作设计的种植体支持的修复体。

学随着时间的推移并不令人满意，并产生不必要
的维护需求。②种植体周围炎的发生率显著高于
固定义齿。

此外，文献报道种植覆盖义齿的失败率在上
颌显著高于下颌[4]，同时考虑到最近的研究结果

显示失败率约为19%[5]。

作为一般规则，当考虑使用4颗种植体治疗
上颌无牙颌患者时，笔者希望通过种植体的植入
为患者提供固定修复方案。图2展示的临床病例
介绍了种植覆盖义齿的治疗过程。

种植覆盖义齿的治疗过程（续）

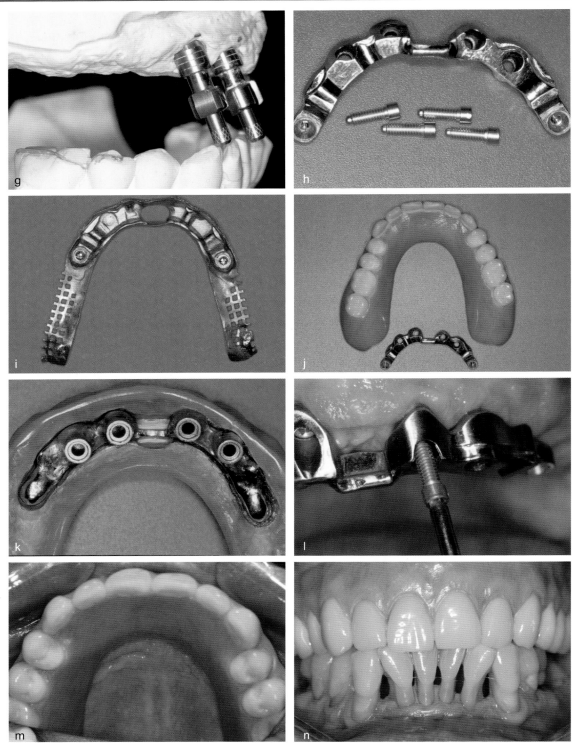

图2（续）　（g）本病例中种植体的方向和分布不允许采取固定修复。（h）新的种植体支持的杆卡，移除保持牙龈形态的愈合基台，安装杆卡来增强种植覆盖义齿的稳定性。（i）包含附着体阳性附件（Revax, Ceka）的金属部分。（j）新的种植修复体的外形：修复体腭侧大部分基托被磨除。（k）杆卡连接至金属部分后的修复体组织面观。（l）杆卡连接至种植体并且可以连接覆盖义齿。（m）治疗后的口内殆面观显示腭侧基托较少。（n）治疗后的口内咬合观。

表3	种植体支持的固定义齿	
优点		**缺点**
• 稳定和固位		• 口腔卫生和维护要求高
• 异物感少		• 初期成本高
• 正面的心理影响		
• 最大限度地恢复咀嚼功能		

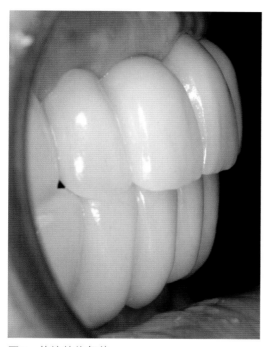

图3 传统的修复体。

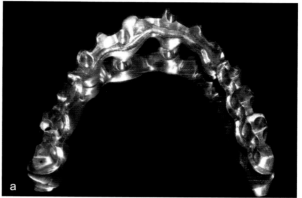

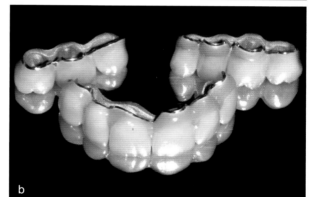

图4 混合式修复体：（a）支架；（b）美观的烤瓷牙。

种植体支持的固定义齿

表3列出了种植体支持的固定义齿治疗的优点和缺点。目前，笔者认为种植体支持的固定义齿是治疗上颌无牙颌的金标准。

然而，根据牙齿缺失造成的骨缺损程度（通常是牙槽突），可以使用不同类型的种植体支持的固定修复体。传统的种植体支持的固定修复体，因为缺乏人工牙龈通常用于组织缺损较小的患者（图3）。混合式种植体支持的固定义齿位于传统的修复体和Brånemark所描述的经典种植体支持的固定义齿之间；这种修复方式包含人工牙龈，通常情况下用于中等骨缺损或有较高的美学需求的病例（图4）。种植体支持的固定义齿（Brånemark型修复体）已经获得了大量的临床经验，特别推荐用于组织缺损较严重的病例（图5）。

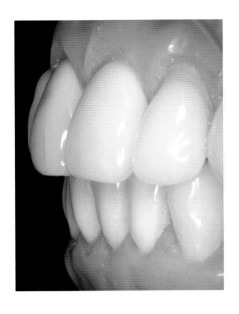

图5　Brånemark 型修复体。

表4	不植骨治疗方案的数据支持	
作者	术式	成功率（%）
Krekmanov等，2000[7]	倾斜种植体	98.0
Aparicio等，2001[8]	倾斜种植体	95.2
Tawil等，2002[9]	短种植体	96.9
Malo等，2007[10]	短种植体	97.1
Malo等，2005[11]	All-on-4	97.6
Malo等，2006[12]	All-on-4	98.9
Agliardi等，2010[13]	All-on-4	98.36
Bedrossian等，2006[14]	颧种植体	100
Malo等，2008[15]	颧种植体	98.5

根据骨吸收程度选择不同的治疗方案

从单纯机械固位到现在，骨整合种植体的应用有了很大进步，骨整合是最基本的目标，但是结合修复目标，种植体的植入必须兼顾美学。尽管没有被全面理解，但骨整合已经被证实。现在的目标是与修复体相结合。

在过去的10年中，患者美学需求的不断提高以及口腔种植技术的改进创造了一种新的修复治疗模式。正如Magne和Belser[6]等描述，现代治疗观点的生理难点是考虑在所有修复中将生物力学、功能和美学相结合。

同时，限制治疗的并发症和优先选择简单且有效的治疗方法，从而减少手术次数变得越来越重要。大量的证据和相关的成功病例证明，不植骨治疗方案不容忽视，上颌无牙颌种植治疗设计时必须考虑不植骨治疗方案[7-15]（表4）。

本书不是对可选择的种植和修复方案的简单罗列，而是对上颌无牙颌合理治疗方案的描述（图6）。该治疗标准主要是根据上颌骨的吸收程度选择合适的修复方案。因此，手术方案的选择主要取决于骨吸收量。

本书提出的方法（并在图6中总结）从完整

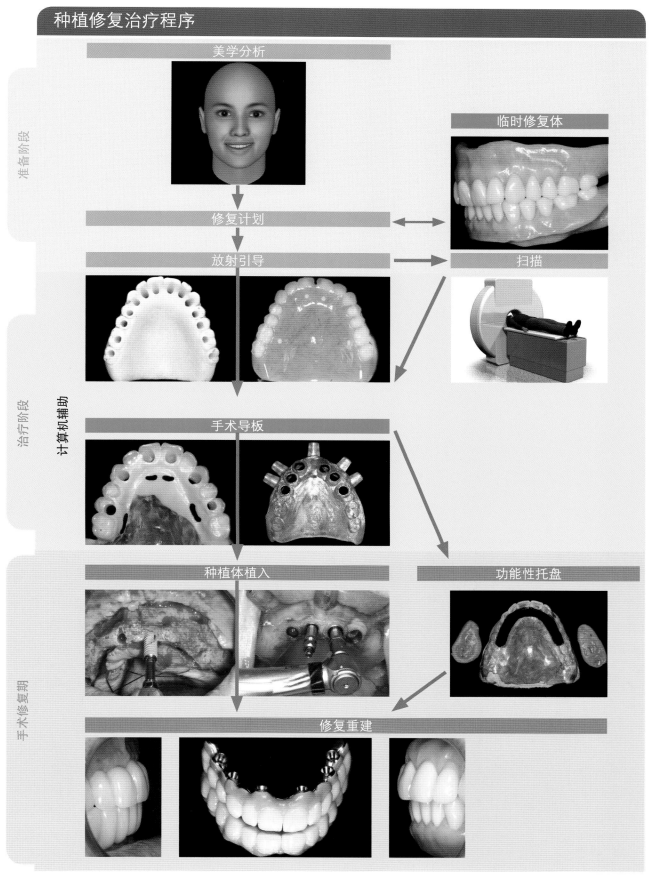

图6　种植修复治疗程序。

的美学分析开始，帮助临床医生为患者提出治疗方案，然后使用合理且标准化的治疗方案来确保最终修复治疗的成功，并且满足修复治疗预先确定的各项目标：

- 避免骨移植
- 确保较高的成功率
- 重建美学和功能
- 保证良好的口腔卫生和维护
- 为患者提供即刻固定义齿
- 治疗费用最少化

- 遵循标准化的治疗方案，以最简单的操作，让临床医生治疗更多的患者

本书描述了一种适用于修复上颌无牙颌所有类型的修复体，该修复体可实现最佳修复。这种修复方式的基础是制作符合特定标准和临床要求的临时可摘全口义齿。这是修复治疗的关键。事实上，临时可摘全口义齿对术中种植体定位以及最终种植体的制作是非常重要的。

参考文献

[1] Douglas CW, Shih A, Ostry L. Will there be a need for complete dentures in the United States in 2020? J Prosthet Dent 2002;87:5–8.
[2] Postaire M, Daas M, Dada K. Prothèses et implants pour l'édenté complet mandibulaire. Paris: Quintessence, 2006.
[3] Chan MF, Narhi TO, de Baat C, Kalk W. Treatment of the atrophic edentulous maxilla with implant-supported overdentures: A review of the literature. Int J Prosthodont 1998;11:7–15.
[4] Sadowsky S. Treatment considerations for maxillary implant overdentures: A systematic review. J Prosthet Dent 2007;97:340–348.
[5] Goodacre CJ, Bernal G, Rungcharassaeng K, Kan JY. Clinical complications with implants and implant prostheses. J Prosthet Dent 2003;90:121–132.
[6] Magne P, Belser U. Bonded Porcelain Restorations in the Anterior Dentition: A Biomimetic Approach. Chicago: Quintessence, 2002.
[7] Krekmanov L, Kahn M, Rangert B, Lindström H. Tilting of posterior mandibular and maxillary implants for improved prosthesis support. Int J Oral Maxillofac Implants 2000;15:405–414.
[8] Aparicio C, Perales P, Rangert B. Tilted implants as an alternative to maxillary sinus grafting: A clinical, radiologic, and Periotest study. Clin Implant Dent Relat Res 2001;3:39–49.
[9] Tawil G, Mawla M, Gottlow J. Clinical and radiographic evaluation of the 5-mm diameter regular-platform Brånemark fixture: 2- to 5-year follow-up. Clin Implant Dent Relat Res 2002;4:16–26.
[10] Malo P, de Araújo Nobre M, Rangert B. Short implants placed one-stage in maxillae and mandibles: A retrospective clinical study with 1 to 9 years of follow-up. Clin Implant Dent Relat Res 2007;9:15–21.
[11] Malo P, Rangert B, Nobre M. All-On-4 immediate-function concept with Brånemark System implants for completely edentulous maxillae: A 1-year retrospective clinical study. Clin Implant Dent Relat Res 2005;7(Suppl 1):S88–S94.
[12] Malo P, Nobre Mde A, Petersson U, Wigren S. A pilot study of complete edentulous rehabilitation with immediate function using a new implant design: Case series. Clin Implant Dent Relat Res 2006;8:223–232.
[13] Agliardi E, Panigatti S, Clericò M, Villa C, Malo P. Immediate rehabilitation of the edentulous jaws with full fixed prostheses supported by four implants: Interim results of a single cohort prospective study. Clin Oral Implants Res 2010;21:459–465.
[14] Bedrossian E, Rangert B, Stumpel L, Indresano T. Immediate function with the zygomatic implant: A graftless solution for the patient with mild to advanced atrophy of the maxilla. Int J Oral Maxillofac Implants 2006;21:937–942.
[15] Malo P, Nobre Mde A, Lopes I. A new approach to rehabilitate the severely atrophic maxilla using extramaxillary anchored implants in immediate function: A pilot study. J Prosthet Dent 2008;100:354–366.

目录 Contents

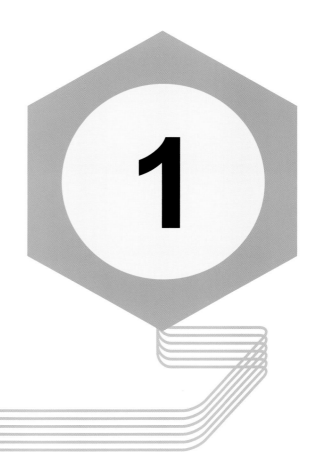

美学分析
Esthetic Analysis

　　本章作者阐述了美学评估检查表，并在本书附件提供了该美学评估检查表的空白副本。该检查表用于上颌无牙颌患者的美学分析。在本章的最后（34～53页），我们将介绍两个病例，进一步说明如何在临床工作中使用美学评估检查表。

　　种植治疗上颌无牙颌的适应证：

- 患者对可摘全口义齿不满意
- 预防年轻患者的骨吸收和骨保存或预防老年患者严重的骨吸收
- 减小心理创伤，并且保证过渡至无牙颌阶段患者在舒适和美学方面的连续性

　　每位无牙颌患者的具体情况都是不同的，并且有不同的期望和要求。临床医生必须确定每位患者的需求，避免过度治疗，并根据临床情况制订最佳治疗方案。除了不同的治疗方案，在一些病例中为了满足某些特殊要求，即刻修复是可能的，甚至是拔牙后即刻种植的病例。因为有如此多的治疗选择，整个治疗过程有标准化的治疗程序是相当重要的，可以避免因缺乏规划而导致的失败。

美学分析的目标

　　在本阶段的最后，必须考虑患者的期望、医生的临床能力和缺牙位点的解剖学形态、现在医学的能力以及可选择修复体的种类，并最终获得折中的修复效果。

　　临床医生应该获取完整的病史（包括期望和动机）、系统病史和手术史，并且进行全面的临床检查和所需的其他额外检查。

1

姓	

名	

性别　男　○　　女　○	年龄

性格　内向　○　　中性　○ 　　　外向　○	体形　超重　○　　瘦　　○ 　　　中等　○　　健壮　○

图1-1　基本信息。

全面的临床检查，然后灌注二次印模并且以正确的颌位关系（咬合垂直距离和正中关系）上𬌗架进行模型分析。这提供了上下颌牙槽嵴关系和可用修复空间的重要信息。这不能被忽略，因为骨吸收量将指导最终修复。

此时排牙提供了关于下颌咬合治疗的重要信息。

完成治疗的关键步骤后，使用美学评估检查表再次评价治疗方法是极其重要的[1]。关键步骤包括新总义齿的重衬、种植体支持的临时修复体的即刻负重和种植体支持的最终修复体的试戴。美学评估检查表作为一种指导工具已被整理在一起，谨记大多数的分析参数是相互依存的，因此不能孤立地研究。有经验的临床医生实践这些治疗后，才能把这些标准整合起来全面评估治疗。

患者信息采集

基本信息

第一步是至关重要的，因为临床医生能了解牙齿治疗的背景。此时记录患者的基本信息，包括姓名、性别、年龄、性格和体形（图1-1）。Frush和Fisher[2-6]教授介绍了修复治疗中牙源性的方法，这需要在整个修复治疗过程中考虑。它的目标不是用教条化的视觉对患者进行美学分析

（例如，所有老年人牙列的颜色均没有规律并且有磨耗）；然而，考虑患者的年龄、性别和性格，即使不能使每个临床医生成为美学大师，但能避免错误的修复。

必须意识到牙源性这一概念是在与现在明显不同的时代提出的。现今不能认为60岁的患者是老年人。该年龄段的患者主要希望他们的微笑恢复活力以符合大众媒体的标准要求。有人认为，现代牙源性方法是基于他们的年龄标准为患者提供优化其美学的微笑。

患者的需求和期望

了解患者的需求和期望是临床病史采集的关键（图1-2）。向患者解释他们病例中种植治疗的可能性和局限性是非常重要的。每个病例都是不同的，并且不可能面面俱到。表1-1和表1-2列出了关于患者的主要问题和关注点，以帮助他们了解自己的期望，从而确定最适合患者病情和最符合患者需求的修复方案。

其目的是确认面对不同修复方案时患者真正的期望（固定或活动）和动机。临床医生必须确定患者的关注点（客观和/或主观），同时确定他们的基础问题，以试图正确地解决。

结合患者的答案与临床检查来评价现有修复体的质量。

需求	美学	○	功能	○	二者兼备	○

期望	低	○	中	○	高	○	不切实际	○

图1-2 患者的需求和期望。

表 1-1 第一个基础问题
• 口腔修复的需求是什么
• 患者的期望是否现实
• 功能的挑战或美学目标可以通过一项特定的治疗解决吗
• 患者是否接受过传统治疗
• 患者的诉求是什么
• 患者是否详细了解种植治疗的持续时间、随访、花费及维护等

表 1-2 常见的不满原因
• 修复体不稳定
• 不舒适或异物感
• 发音问题
• 咀嚼功能低下
• 美学效果不佳

吸烟	是	○	否	○

种植手术禁忌证	否	○	潜在	○	是	○

图1-3 种植手术禁忌证。

种植手术禁忌证

了解潜在禁忌证至关重要（图1-3）。不是为了详尽地列出种植手术绝对或潜在的禁忌证，而是在第一次信息采集中必须确定被列为风险分类的患者，他们种植失败或发生并发症的风险高于平均水平。例如，当吸烟患者存在一个或更多的相对禁忌证时，种植体骨整合的概率将会减少10%。并发症的风险太高时，应该重新考虑是否选择种植。

相反，不吸烟患者存在一个或两个相对禁忌证时，临床医生应该考虑创伤更小的方案，例如不翻瓣手术。绝对和相对禁忌证通常没有清楚的界限。因此，临床医生必须使用常识和经验来平衡安全与预期疗效。

然而，任何绝对的禁忌证都应该停止考虑种植修复。

面部

眼睛颜色和面型

下一步必须考虑眼睛的颜色和面型（图1-4）。"椭圆形的脸意味着卵圆形的牙"，许多临床医生在牙科学校学习活动义齿修复时可能听过这种理论（Williams理论[7]），但是，不能陷入教条视觉的美学修复。这一过程必须在医生的临床经验和患者期望的指导下达成美学协调（图1-5）。患者的面型通常介于两类之间，很难给予精确的定义。此外，当面型分类清楚时，配以相似形态的牙齿将会使修复变得单调。

眼睛颜色

面型

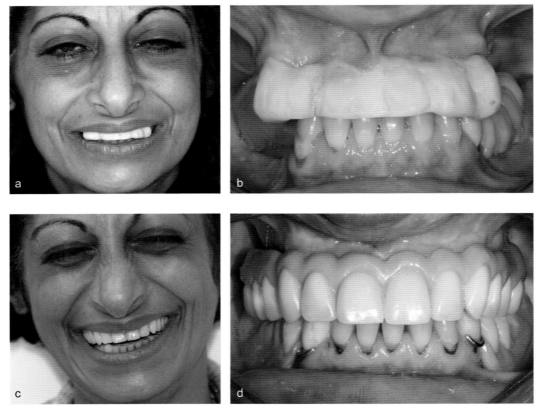

椭圆形 ○   三角形 ○   方形 ○

是否与牙齿协调？　是 ○　否 ○

图1-4　眼睛颜色和面型。

图1-5　（a，b）在临时修复阶段考虑面型与牙齿形态的协调至关重要。临床中不遵守基本的美学和功能原则，将导致患者信任的丧失。（c）种植体支持的上颌固定临时修复体和下颌活动修复体的口外观。患者恢复了自信的笑容，并且准备好永久修复。（d）同一阶段的口内观。

面型与微笑平衡

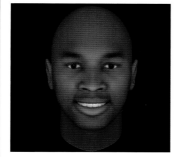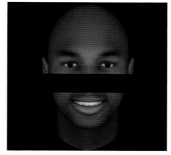

平衡　　　○　　　　　在图像上标记影响和非影
不平衡　　○　　　　　响的区域

图1-6　面型与微笑平衡。

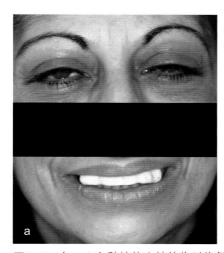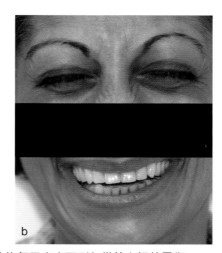

图1-7　（a，b）种植体支持的临时修复体恢复了患者面型与微笑之间的平衡。

改变邻接触线可以改变患者的笑容，然而，特意选择与患者面型相差很大的牙齿或忽略这项参数，将会影响最终修复体的美学效果。最后，在许多病例中，患者牙齿的形状不需要与面型绝对协调，同样不会导致患者对美学效果的不满意。

面型与微笑平衡

遮挡面中部分（图1-6和图1-7），对研究面型与微笑的平衡很有帮助。作为另一项美学分析参数，必须与患者共同确定他们的期望和改变的可能性。治疗程序的第一步是平衡患者的期望与达到的可能性。在此时应确定患者的面型与微笑是否平衡或其中一项较为突出。必须说明的是，若面型不占优势，仅仅修复牙齿并不能解决问题，患者可能需要美容或整形手术（如果需要）。改变暗淡笑容最简单的办法是选择色彩明亮的牙齿。使牙齿更长、更方可以突出牙齿的形态。然而，不应该采用太容易支配笑容的修复元素。

水平线

在图像上标记不对称的
笑容

平行 ○ 美学𬌗平面的方向导
不平行 ○ 致的异常 ○

图1-8 水平线。

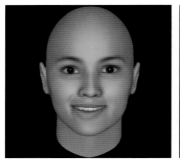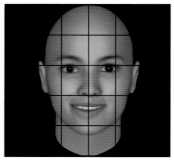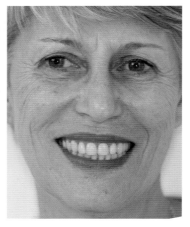

图1-9 任何观察者均可以在口外检查时观察𬌗平面与瞳孔连线
的平行度，帮助协调整体修复效果。

水平线

首先，必须确定面部的水平线是否彼此协调，是否与面部中线垂直（图1-8）。在图片上添加网格可以帮助检查出不明显的异常（图1-9）。若线条是不平行的，可以运用一个简单的规则。如果分散很明显，使美学𬌗平面平行于一条水平线，该水平线可以不与突出和加重这种异常的面部中线垂直。美学平面应该选择一个中间的方向。

相反，如果分散度较小，美学𬌗平面应该平行，达到整体协调。最后，在美学𬌗平面中，保持牙龈平面和牙平面的协调很重要，特别是微笑时牙龈与牙平面的交界可见。

其次，面部主要的水平线（瞳孔连线和口角连线）与牙科美学冠状平面之间的协调很重要。在每一次就诊时（例如，在试戴阶段和佩戴临时修复体时），获得和检查咬合记录都是至关重要的，使用Fox𬌗平面导板和金属尺评估颌位关系。

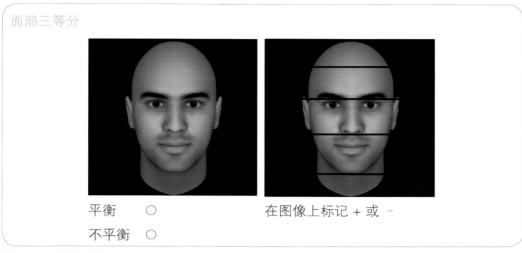

平衡　　○
不平衡　○

在图像上标记 + 或 -

图1-10　面部三等分。

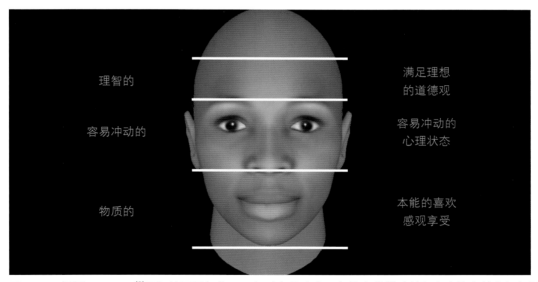

理智的

容易冲动的

物质的

满足理想
的道德观

容易冲动的
心理状态

本能的喜欢
感观享受

图1-11　根据 Lejoyeux[8] 面部的不同部位；面部形态是患者面部特点的基础并与患者的个性密切相关。

　　最后，水平线可以不平行。但重要的是确定不与面部中线垂直的水平线。若只有瞳孔连线是不平行的，使美学平面垂直于面部中线来最小化这种不协调。若只有口角连线是不平行的，只能通过整形手术来修正这种不对称的微笑（这与容易被修正的美学平面错误定位导致的不对称相反）。在这种病例中，牙科修复只能尝试弥补这种不对称导致的视觉效果。再一次强调，重要的是不突出这种异常，而不是尝试使面部的其他部分变得协调。

面部三等分

　　由Leonardo da Vinci提出的面部三等分法至今有效（图1-10和图1-11）。在这些点上将面部划分为3个不同的部分：①上1/3，头顶至眉间；②中1/3，眉间至鼻底；③下1/3，鼻底至颏点。

　　牙科治疗仅直接运用于面部下1/3。可以用3个重要的垂直距离来定义它：

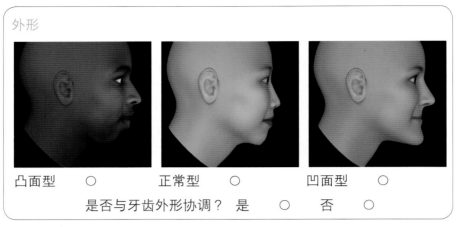

外形

凸面型　○　　　正常型　○　　　凹面型　○

是否与牙齿外形协调？　是　○　　否　○

图1-12　外形。

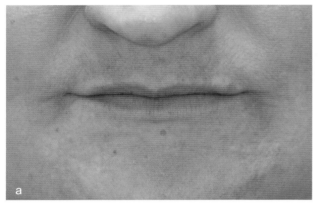

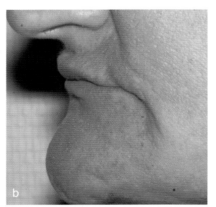

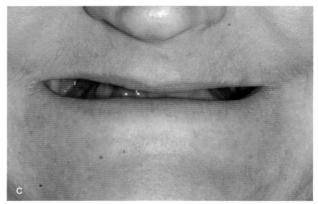

图1-13　（a）年轻无牙颌患者的初始外观。（b）外形观显示垂直距离的明显不足以及软组织支撑的丧失。该患者的面型符合典型无牙颌患者。他的实际年龄和外貌年龄之间存在差别。（c）该患者的无牙颌牙槽嵴在微笑时不可见，因此不需要去骨。

1. **咬合垂直距离：**这是下颌闭合时面部下1/3的距离。被转移至技工室的实际距离。其他两个垂直距离只是用来验证它。

2. **息止颌位的垂直距离：**这是下颌处于休息状态时面部下1/3的距离。在上颌与下颌之间存在息止颌间隙。

3. **发音状态的垂直距离：**这是发S音时面下1/3的距离，发音时需要的最小空间。

外形

必须理解的是，分析有牙或有修复体患者的外形时，必须分析嘴唇、唇张力、唇支撑和矢状面中切牙交点的位置（图1-12）。极端病例包含在凸面型和凹面型中描述。

凸面型中，上下唇接触Ricketts[9]描述的（鼻点和颏点之间连线）美学平面。这是年轻化

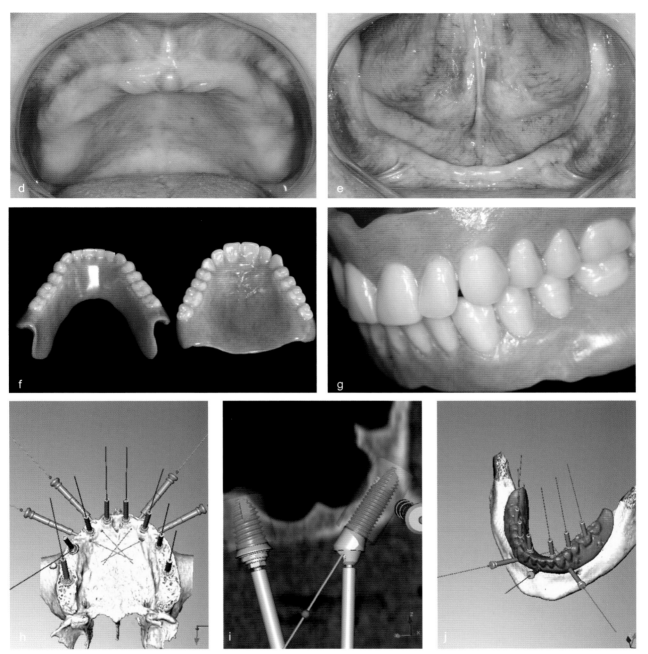

图1-13（续）（d，e）初始口内观。（f）即使这个患者种植的目的很明确，治疗还是从制作上下颌高质量的总义齿开始。（g）注意重建合适的颌位关系。（h）因为不需要修整无牙颌牙槽嵴，上下颌可同时在计算机引导下植入种植体。在上颌计划植入8颗种植体并且使用多牙基台支持的临时修复体即刻修复。（i）上颌设计。种植体倾斜植入避开右侧上颌窦。（j）植入6颗种植体并使用导板基台（Nobel Biocare）在术后即刻戴入永久修复体（种植烤瓷桥，Nobel Biocare）来完成下颌的治疗。

的外形，鼻子看起来更短，并且脸颊饱满。这是患者的首选。

　　凹面型看起来更老。鼻子看起来更长，且脸

颊内陷。这是无牙颌患者矫正不足时最典型的面型（图1-13）。通常，矫正的需要和支撑的量取决于每个牙弓的吸收量（显著地吸收意味着需

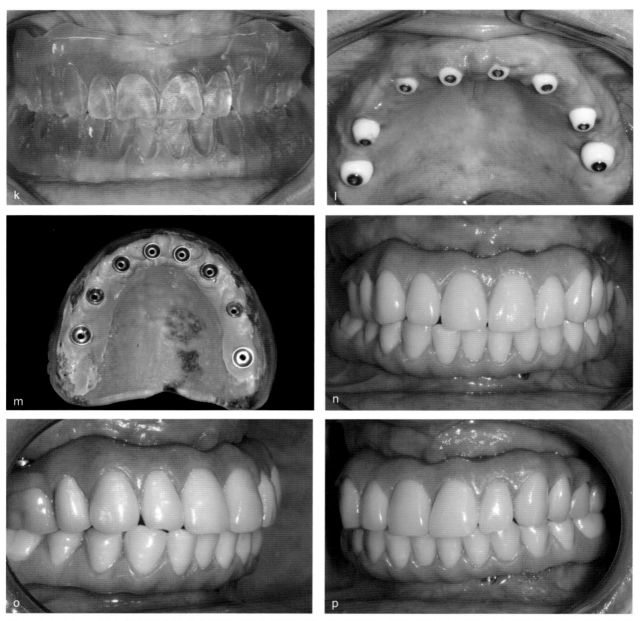

图1-13（续） （k）复制义齿的咬合观显示了上颌牙弓的垂直骨吸收。很难通过固定修复来处理这种情况。提示修复体应包含人工龈。（l）手术后的上颌牙弓。（m）转移种植体位置至模型来制作即刻负重的修复体。（n~p）最终的口内观显示手术后重建了合适的颌位关系。

要大量的支撑，反之亦然）。

　　如果患者有牙或已经完成修复，同样可以调整外形来突出特定的个性。例如，凸面型通常伴有男子气概和充满活力的个性。

　　最后，面型可以影响牙齿的形状，因此牙齿的形状应匹配面部外形。

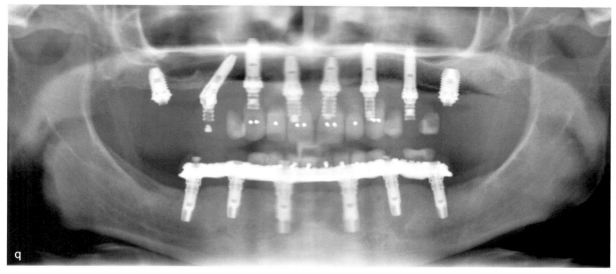

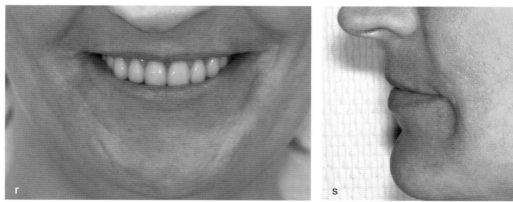

图1-13（续） （q）最终的曲面断层片显示手术计划的执行效果。（r）最终的口外观。严格检查并且优化临时修复体来获得完全令人满意的最终修复体。（s）在治疗的这个阶段，患者外形的改善很明显，并且恢复了面部下1/3的结构。

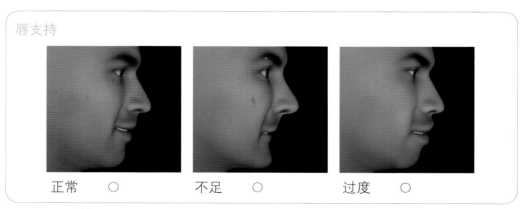

唇支持

正常　　　○　　　　　不足　　　○　　　　　过度　　　○

图1-14　唇支持。

唇支持

矢状面中切牙交点的位置以及嘴唇的形状和长度直接影响唇支撑（图1-14）。此外，在前后方向上唇的位置直接影响鼻子的视觉，支持不足时影响更加显著，凹面型的无牙颌患者常见这种情况。

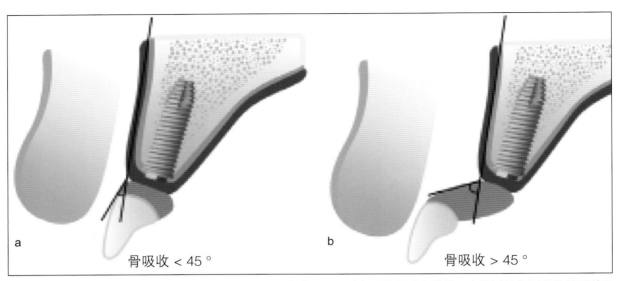

骨吸收 < 45°

骨吸收 > 45°

图1-15 （a，b）当人工牙龈/义齿和牙槽嵴之间的角度>45°时表明需要垂直截骨。它可以恢复正常的关系并且避免食物滞留和患者的不适（Malo等[11]许可下改良）。

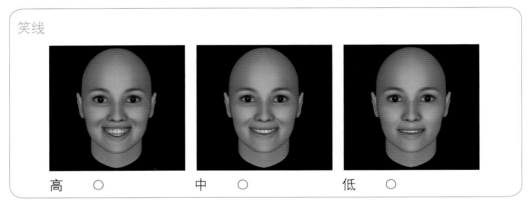

笑线

高　○　　　　中　○　　　　低　○

图1-16 笑线。

骨吸收程度不同，影响唇支撑的因素不同。骨吸收量较小时，义齿的位置影响唇支撑。当吸收较严重时，唇支撑将取决于修复体的人工牙龈。获得所需的支撑时考虑颊侧骨板和人工牙龈之间的角度很重要（图1-15）。当该角度>45°时，人工牙龈位于牙槽嵴前端，将会影响整个结构[10]，这时需要垂直截骨来改变这种关系（主要需要解决的是水平骨吸收）。当该角度<45°时，人工牙龈的正确位置将决定上唇所需的支撑（主要的关注点是垂直骨吸收）。

最后，值得注意的是，嘴唇较薄时很难降低中切牙交点，然而厚嘴唇是该交点向前移动的禁忌证。上唇的移位不应该通过切牙的位置来完成。当上唇向后倾斜时，降低该点使上唇变平。当上唇向前倾斜时，向前移动该点可能导致过度地支撑，相反中切牙的交点应该向后移动。嘴唇较短时将不受中切牙交点移动的影响。

微笑

笑线

笑线决定了微笑时的美学平面。在有牙颌与无牙颌患者中，笑线都是必须确定的重要标志线（图1-16）。

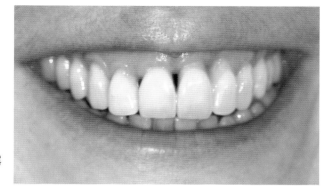

图1-17 如果美学殆平面协调并且可见牙龈没有瑕疵，露龈笑不影响美观。

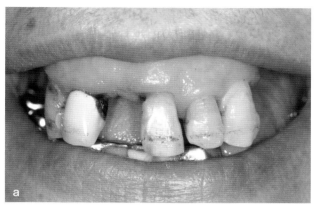

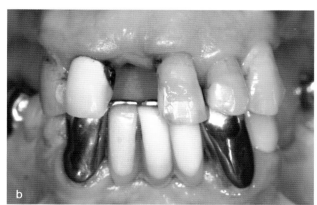

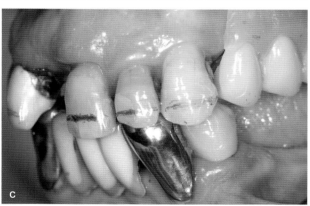

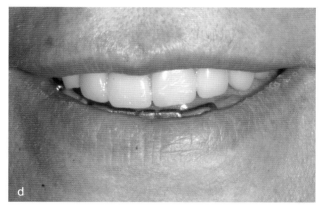

图1-18 （a，b）为该患者制订拔牙后即刻种植的计划。患者为高笑线。显示在即刻植入种植体后需要去除牙槽组织来隐藏天然牙龈和修复体间的过渡区及微笑时的不美观部分。（c）标记未来美学平面的位置并且与笑线对比可视化需去除组织的量。（d）最终结果的口外观。通过一项相对简单的外科手术使该患者的微笑再次正常了。（e）微笑时无牙颌牙槽嵴的任何显露均表明需要行截骨术，避免美学修复的失败。

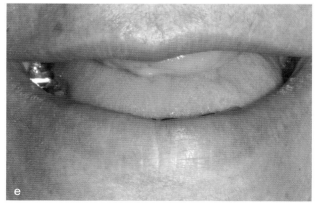

据统计，10%的人群是高笑线[12]（图1-17和图1-18）。因为美学风险，这是需要处理的情况。

这种病例中没有骨吸收需要补偿，修复设

笑线

如果全口无牙颌的患者是一位高笑线患者，应注意天然牙的牙龈边缘和笑线高点间的距离 _____ mm

佩戴活动义齿的高笑线患者，微笑时无牙颌牙槽嵴是否可见？

后牙区　　　　○

前牙区　　　　○

图1-19　高笑线患者的额外关注点。

计不包括人工牙龈。应重视正常牙的位置与种植体定位之间的相关性。否则，种植体可能出现在牙龈外展隙中，并且没有人工牙龈掩盖，这种病例中设计的修复体应包括人工牙龈，并且人工牙龈与天然牙龈的过渡线应不可见。因此，当患者的嘴唇很短时，应使用垂直截骨术来隐藏该过渡区。

无牙颌患者的骨吸收是不可控的，因此应评估需去除组织的量来隐藏该过渡线。对于有牙患者，后牙区在微笑时不可见也同样重要。如果可见，应在后牙区行截骨术来避免微笑时的不美观。

严重骨吸收病例中种植体植入位置正确，或人工牙龈与天然牙间的过渡区被掩盖时，高笑线与美学修复可兼容。美学平面应该与牙、牙龈和唇曲线相协调（图1-19）。

70%的人群是中笑线[13]。牙相对上唇处于一个理想的位置：所有的牙面和牙龈外展隙可见。骨吸收较少的病例中种植体的植入位置必须正确。

20%的人群是低笑线[13]。这种情况通常与上嘴唇较长有关，对于寻求美学改善的患者，这种情况是令人沮丧的。事实上，临床医生提高笑线的修复效果方法很少。

美学𬌗平面

美学𬌗平面由切缘和微笑时可见牙尖的连线构成。美学𬌗平面对微笑至关重要，因为它在正面像中直接可见（图1-20）。它的正确位置通常取决于中切牙交点的最佳位置。即使可以通过折中的方法来增加微笑效果，它在发音和前牙引导中的作用也很重要。

较高的美学𬌗平面呈现衰老的微笑，因为它突显面部的松弛下垂。两个主要的异常可引起这种现象：①前牙太短；②上唇太长。前牙太短的病例中，下颌牙通常伸长。因此，垂直重叠和前牙引导通常不足。当上唇太长时，临床医生可以降低中切牙的交点，可以在微笑中显露更多的修复体。然而，在这种情况下，中切牙交点越低，切牙引导增加修复体暴露引起的机械应力越多。此外，中切牙交点放置得太低，会过分突显过长的上唇而影响美学效果。

美学𬌗平面较低时，两个主要的原因导致露龈笑：①前牙太长；②存在骨骼的原因。上颌前牙太长通常出现在下前牙严重磨耗且没有伸长的病例中。同样导致前牙引导增加，并且产生的

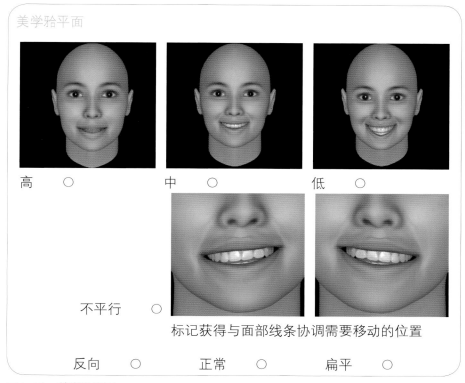

美学骀平面

高 ○   中 ○   低 ○

不平行 ○

标记获得与面部线条协调需要移动的位置

反向 ○   正常 ○   扁平 ○

图1-20　美学骀平面。

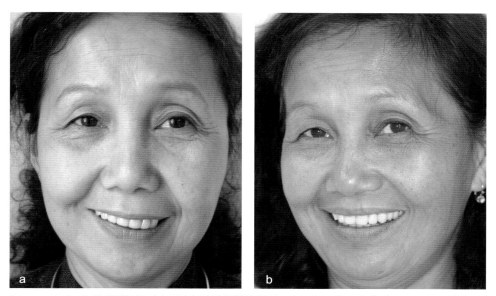

图1-21　（a）美学骀平面与面部水平参照线不平行时呈现一种不和谐感。（b）尽管存在其他异常的水平线，恢复美学骀平面的协调对于面部和谐有直接的影响。

机械应力会增加义齿修复的风险。骨骼原因导致的露龈笑，短的上唇通常使其更加突出。选择垂直截骨是合理的，并且如果存在另一个异常或永久修复体需要包含人工牙龈时（例如，主要是水平骨吸收时）垂直截骨更合理。

美学骀平面相对面部水平线的任何不平行均需要纠正至与瞳孔连线平行（图1-21）。

当美学骀平面反向时，应考虑恢复对颌（图

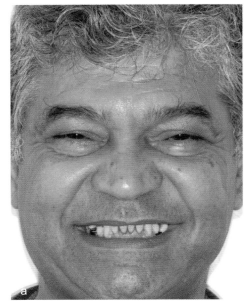
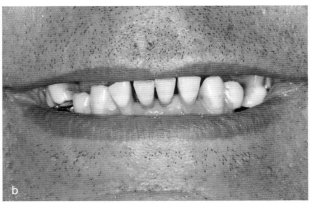
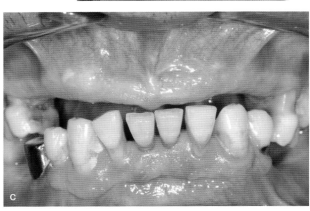
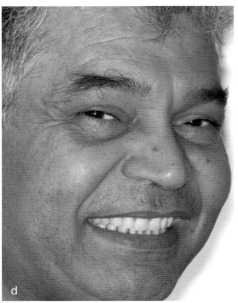

图1-22 （a~c）该患者的美学平面是反向的，微笑时仅有下颌前牙可见。对于这种病例，上下颌均需要处理。（d）治疗结束后的口外观，通过重建理想的下颌曲线恢复了上颌美学。

1-22）。事实上，上颌的完全恢复需要和谐的咬合曲线。反向的殆平面是不美观的，且与种植体支持的上颌修复体在机械上不能兼容。

美学平面的曲线（在侧方和前伸运动中必须提供平衡的咬合）增加了微笑的朝气和柔美性。通常，它必须与上唇的曲线相协调。此外，它提供了打破患者面型的唯一机会。对于方形面型患者，少量的弧度可以得到一个更好的结果，然而对于三角形的面型，扁平殆平面可以延长面部下1/3，并且消除脸长的印象。

上唇长度

必须考虑上唇长度（图1-23）。缩短上唇可以增加上颌牙的可见度，使微笑看起来更加柔美。美学分析至此时，应了解影响中切牙交点正确位置的众多参数是相互影响的。上颌无牙颌修复时应有多个美学方案，并且可以通过临时修复体来验证，使之尽可能接近最终修复体。

通常，中切牙交点的垂直定位应考虑两个关键的参数：

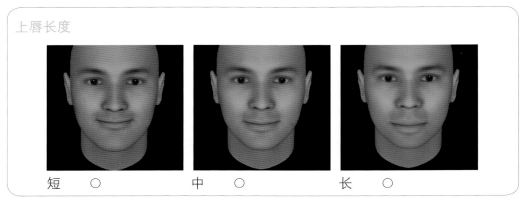

上唇长度

短 ○　　中 ○　　长 ○

图1-23　上唇长度。

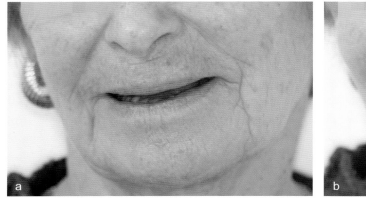
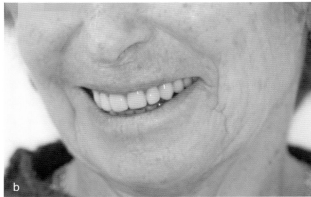

图1-24　（a）对上颌修复不满意的上唇较长患者的最初口外观。中切牙交点的定位没有考虑上唇的长度导致患者不满意修复效果。她感觉在微笑中牙的可见度不够。（b）新的修复体降低了中切牙的交点。在这种类型的治疗中找到美学与生物力学之间的平衡很重要，因为切牙引导应该更加显著增加上颌前牙的可见度。

1. **发音方面**。当患者发"FE"和"VE"音时，上颌切缘仅需要与下唇轻接触。

2. **美学方面**。唇长度正常的30岁患者，在息止颌位时上颌切牙的切缘应该比上唇低2mm。这需要根据上唇的长度来调整。上唇越短，可以增加的距离越多。相反，上唇越长，美学殆平面应放置得越高。同时应考虑患者的年龄，患者年龄越大，肌肉张力越小，并且上颌牙磨损得越多，上颌切缘的可见度越低。对于50岁的患者，上颌切缘可位于上唇下方1~1.5mm的距离。某些情况，可以增加该距离使微笑看起来更年轻。再次强调，这都是个人感觉，应该考虑患者的期望（图1-24）。

上唇厚度

上唇厚度对微笑有直接的影响（图1-25）。薄嘴唇给人老年化的印象并且微笑时视觉上的舒适度较低。我们需要做的就是在微笑时，引用部分元素来减少这种印象。相反，厚嘴唇给人的感觉更加柔美且性感。值得注意的是，嘴唇较厚时牙的可见度较小，而薄嘴唇（同时又很短）会将牙和牙龈置于最前沿，牙与牙龈必须与上唇的曲线相协调。

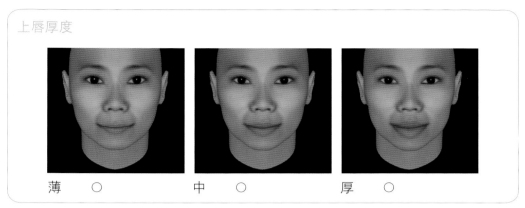

上唇厚度

薄 ○　　　中 ○　　　厚 ○

图1-25　上唇厚度。

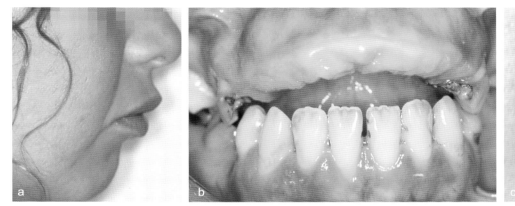
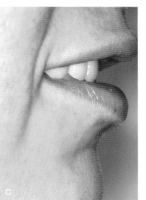

图1-26　（a，b）侧面观和口内观。对于这个厚嘴唇的患者，上唇的支持令人满意。该病例中，中切牙的交点在矢状位置的正确定位是避免上唇过度支撑的关键。（c）种植体支持修复体的侧面观。

　　嘴唇较薄的患者中切牙的交点在前后方向的位置至关重要。不应突出萎缩的上唇。为了获得令人满意的结果，同样不能过度支撑厚嘴唇（图1-26）。

上唇曲线

　　上唇曲线可分为3类（图1-27）。该分类[14]基于上唇中点与口角连线的位置关系：

- **第一型**：上唇中点位于口角连线的下方。这是理想的情况，使微笑更加柔美且性感。这种微笑类型，特别是女性，美学𬌗

平面应该与该曲线平行

- **第二型**：上唇中点与口角连线重叠。这是男性最常见的微笑类型。𬌗平面应与该曲线平行，但女性患者应该稍微弯曲
- **第三型**：上唇中点位于口角连线的上方。这是最困难的情况，因为这种类型的曲线突出了牙龈并且导致不美观的微笑。此时必须减少美学𬌗平面的弧度。否则将更加突出露龈笑且给人牙很长的感觉。上颌牙槽骨突出且嘴唇薄的病例，应该使用垂直截骨术来塑造更舒适的微笑

上唇曲线

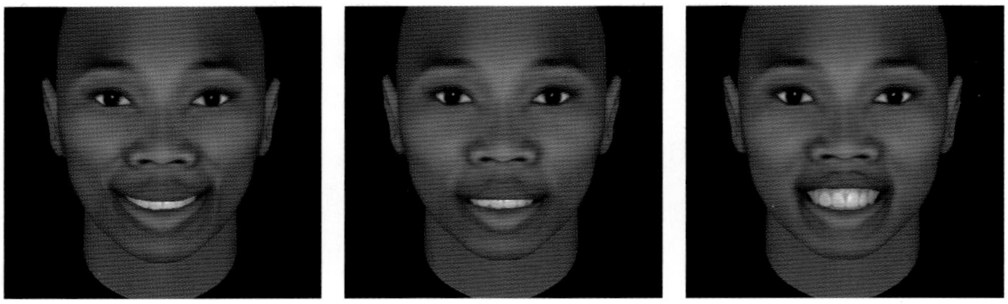

第一型　○　　第二型　○　　第三型　○

图1-27　基于Hulsey分类的上唇曲线[14]。

牙齿形态

方形　○　　椭圆形　○　　三角形　○

是否与面型协调？　是　○　　否　○

初始色度

牙齿大小 ＿＿＿＿＿＿ mm（参考）

图1-28　牙齿形态、色度和大小。

牙齿形态、色度和大小

正如前面所讨论的，牙齿形态的选择没有既定的规则。过渡至无牙颌的病例中，记录缺失牙和余留牙的色度很重要（图1-28~图1-30）。

前牙的选择需要确定牙的形态、色度及大小来获得与面部的协调。以下几个因素可以指导临床医生选择牙齿形态：拔牙或缺牙前拍照片、患者外貌形态，美学平面的可用空间，当然还有患者要求。

中切牙交点的位置

中切牙交点的位置可能是微笑中最关键的元素。它可以影响美学和发音，并且必须适应微笑环境来弥补缺陷。中切牙交点在垂直的位置已经讨论了，然而，它在冠状面的位置以及它与面部中线的关系需要详细说明（图1-31）。首先，中切牙的轴线在冠状面上最主要的问题是倾斜，即与面部中线不平行。这几乎是口外观唯一可见的异常，并且需要纠正。如果它仅向左或向右少量倾斜，这不需要纠正，因为通常不会影响微笑。当这种偏差明显可见时必须纠正（图1-32）。

该点在矢状面的正确位置同样会影响上唇支撑、外观和微笑。在有牙颌向无牙颌过渡的复杂病例中，中切牙的交点通常会向前或向后移动。这些病例中，美学的显著改变使即刻种植的风险增加。即刻总义齿可用于测试新的美学外形，并确定其与牙槽嵴的关系。

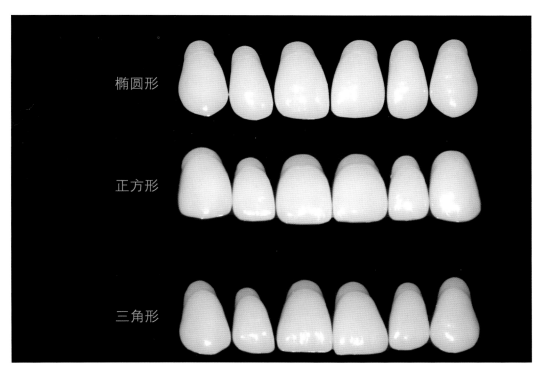

图1-29 修复中可选用牙的不同形状。

左侧标签：椭圆形、正方形、三角形

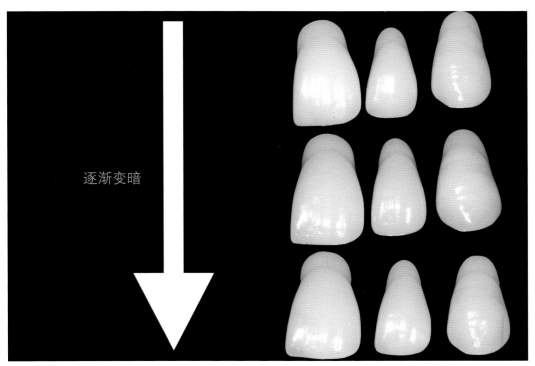

逐渐变暗

图1-30 牙齿的色度仅是牙齿颜色三个维度中的一个。为了获得最佳的美学效果，同时还需确定牙齿的亮度和饱和度。活动义齿的人工牙已经包含了这3个参数。整个微笑的改变使最终美学选择变得简单，并且修复体不一定需要与余留牙保持一致。

中切牙交点的位置						
冠状面	太高 ○	向左倾斜 ○		正确 ○		
	太低 ○	向右倾斜 ○				
	与面部中线是否平行？					
矢状面	向前 ○		正确 ○		向后 ○	

图1-31　中切牙交点的位置。

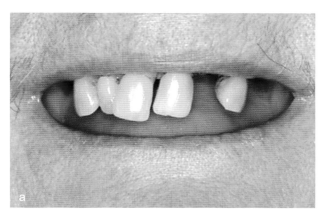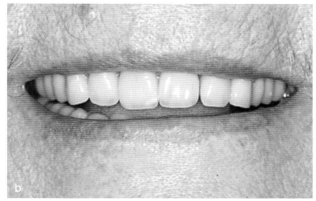

图1-32　（a）当中切牙轴线不垂直时，极不美观，在口外检查中很容易被发现。（b）恢复中切牙的轴线与面部中线一致很重要。然而中切牙交点异常但不严重时，可以不处理。

SPA 概念	协调 ○	需要修正 ○

图1-33　SPA 概念和牙齿形态。

性别、性格和年龄

恢复微笑前研究性别（Sex）、性格（Personality）和年龄（Age）因素（SPA）对牙齿形态的影响非常重要（图1-33）。最主要的规则是，女性是圆形，且更明亮、更轻盈、更柔和；然而男性应该有棱角、深色、明亮度低，并且表面不规则。这不仅适用于牙齿的形状，还适用于美学平面的设计。

几个技巧可用于增加美学效果[15]（图1-34）。可以略微加长中切牙来打破美学平面的线性外观，然而增宽中切牙并且明显宽于侧切牙时会显得更男性化。侧切牙的近中移动可以使微笑更男性化。当侧切牙的近中边缘与中切牙的远中边缘重叠时，减小了牙齿的突出性并且增加了微笑的柔美性。尖牙通常严格垂直于殆平面，当颊向倾斜时显得更圆顿，然而轻微的舌向排列显得更加柔和。

最后，设计某些牙齿的位置和扭转角度可以塑造患者的微笑使之与个性相协调。

关于年龄，老年人的牙齿通常磨损较多、亮度较低并且有凹陷。老年人牙齿同样被不同的颜色影响。

遵循这些原则可以避免美学尝试中完全偏离美学目标，但是这必须符合患者的期望。最重要的是这些指南可以减少或强调患者想要隐藏或突出的任何特征。

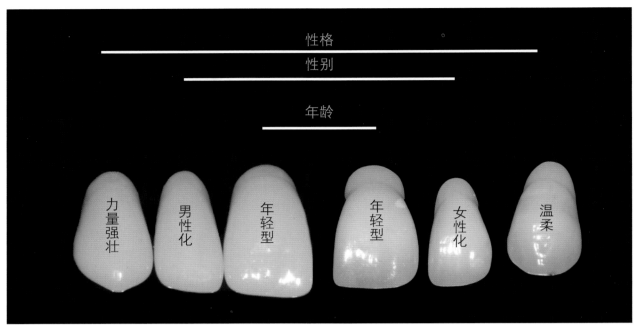

图1-34 Frush 和 Fisher关于SPA概念的插图[2-6]。上颌切牙和尖牙的形状应该与患者的性别、年龄和性格对应。

牙龈生物型　　　薄龈型　○　　中厚型　○　　厚龈型　○

如果角化龈缺失，注意可再生的区域面积

图1-35 牙龈生物型。

牙周组织

牙龈生物型

　　患者的牙龈生物型决定治疗方案且在前牙区临床医生需要更加谨慎（图1-35）。例如，薄龈型在拔牙后即刻种植存在吸收的风险。需要采用移植技术来增加牙龈厚度。同时应特别注意种植体的颊舌向位置。薄龈型可能需要使用氧化锆支架来避免金属透过牙龈。相反，厚龈型在处理美学高风险的情况时更占优势。

　　薄龈型通常不需要特殊处理。然而，在牙龈和牙处于可见位置并且不使用人工牙龈的情况，应该特别小心。

　　最后充足的角化龈是考虑使用不翻瓣手术的决定因素，不翻瓣手术需要大量的角化龈。

口腔卫生和牙周健康

　　口腔卫生和牙周健康差是种植手术的绝对禁

口腔卫生	优 ○	良 ○	差 ○
牙周健康	好 ○	差 ○	牙周病史 ○

图1-36　口腔卫生和牙周健康。

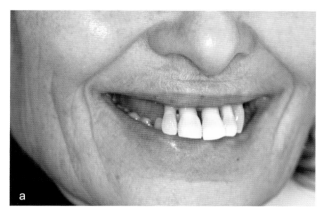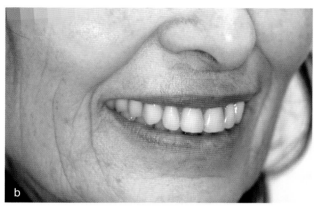

图1-37　（a）牙周病史对于牙龈有很大的影响并且通常伴随"红色美学"的丧失。（b）这类患者的修复体必须包含美学人工牙龈来恢复牙龈部分的协调。不建议选择固定修复体，因为存在最终修复体中人工牙很长的风险，这特别不美观。

牙槽嵴吸收	低 ○	中 ○	高 ○
是否存在缺损？哪种类型？			
牙周支持组织的坚韧度	坚韧 ○	松弛 ○	

图1-38　牙槽嵴吸收和牙周支持组织的坚韧度。

忌证（图1-36）。

延迟手术直至患者的牙周健康稳定（图1-37）。此外，牙周病史应视为高危风险并且需要严格地维护，特别是对颌仍有明显牙周病的患者。

牙槽嵴吸收和牙周支持组织的坚韧度

无牙颌牙槽嵴的触诊是考虑种植体植入可行性的首要诊断程序之一（图1-38）。必须认真检查是否存在任何的锐利边缘，颊侧或舌侧的凹陷或局部缺损。同时必须确定前庭沟的深度。一般而言，浅的前庭沟代表大量骨吸收和充足的咬合空间。

当上颌窦下方骨高度有限时，上颌窦前壁的位置可以确定后牙区种植体的极限植入位置。义齿支持组织的坚韧度同样重要。必须检查是否有松软牙槽嵴，这是引导手术主要的禁忌证，因为它会改变手术导板的精确度（图1-39）。

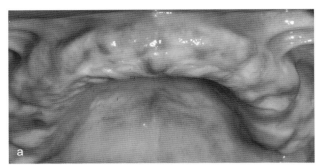

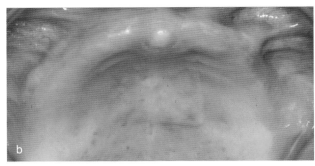

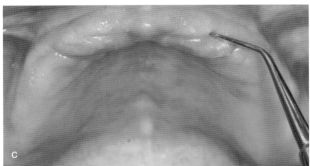

图1-39 （a）吸收较少。（b）正常吸收。（c）咀嚼黏膜的触诊可以确定松软牙槽嵴。

咬合

开口度

开口度<34mm（小于2指）是任何种植手术的绝对禁忌证，因为手术中最短的钻也不能到达手术位点。开口度在35~45mm，因为不能选择引导手术，后牙区沿着上颌窦前壁倾斜种植体的植入难度明显增加。允许引导手术的最小开口度是45mm。第一次临床检查时，不要有任何犹豫地使用选定的种植系统在最靠后的位点模拟钻孔（图1-40）。

功能异常和功能障碍

检查功能异常对确定患者是否存在咬合风险是必不可少的（图1-41）。寻找表明功能过度的任何迹象：对颌存在多个磨损面，天然牙或义齿有裂纹或断裂史。

关节

关节评估时发现任何异常（疼痛区域、关节弹响或功能异常）显示在种植手术前需要彻底的咬合检查（图1-42）。

咬合关系

必须精确评估咬合关系（图1-43）。要做到这点，必须完成第2章中描述的测试。在确认患者的咬合关系前不要开始种植治疗；否则它可能影响整个修复治疗。此外，对于引导手术程序，应该在特定咬合导板的帮助下，正确地转移手术设计。

从这点考虑，评估患者的肌肉协调和神经肌肉能力来找到正确且可重复的咬合关系很重要。

开口度	< 34mm ○	34~45mm ○	> 45mm ○

图1-40　开口度。

功能异常和功能障碍	磨牙症 ○	咬指症 ○	其他 ○

图1-41　功能异常和功能障碍。

疼痛区域	肌肉 ○	关节 ○	
关节弹响	右侧 ○	左侧 ○	
功能异常	受限 ○	偏离 ○	偏斜 ○

图1-42　关节。

参考位置（正中关系）	符合 ○	不符合 ○	
咬合垂直距离	不足 ○	正确 ○	过度 ○

图1-43　咬合关系。

𬌗曲线	协调 ○	不规则 ○	
对颌	有牙 ○	种植体 ○	无牙 ○
	需要修复 ○	满足要求 ○	

图1-44　咬合设计。

咬合设计

完整的上颌修复即通过具体的咬合方案来恢复和谐的𬌗曲线（图1-44）。此外，除了咬合关系的精确度，制订的咬合方案还能确保治疗的长期预后。

咬合方案的选择主要取决于对颌的性质，铭记一个简单的规则：稳定性较差的修复体决定选择权。对颌是活动总义齿时，上颌的修复必须遵守总义齿的咬合方案，应特别注意后牙的植入。

若对颌是天然牙或种植体支持的修复体，咬合方案应遵循固定义齿。达到广泛接触的牙尖交错时，前伸运动最好设置为组牙功能𬌗并且后牙区无咬合接触。注意𬌗曲线应柔和，以便获得平稳的开口运动，产生尽可能小的应力。

咬合关系同样决定修复体材料的选择。没有磨牙症的患者，咬合-修复方案的选择，笔者更倾向使用陶瓷材料来保证长期的维护。磨牙症的病例，修复体必须使用树脂牙。这种预防措施是必需的，因为上下颌均使用陶瓷牙修复需要大量的维护并且有产生机械并发症的风险。

在所有病例中，制作修复体时必须完成刚性咬合板的制作，并同时给患者佩戴。

如果对颌的检查显示不可能恢复正常𬌗曲线，在外科手术前重建𬌗曲线很重要，特别是在即刻负重前。正确地处理咬合是这类治疗成功的关键。

可用修复空间	较小 ○	正常 ○	较大 ○

图1-45 可用修复空间。

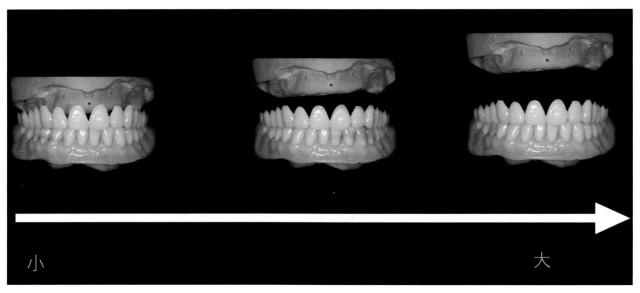

图1-46 确定可用修复空间。

可用修复空间

在咬合关系合适的病例中，检查患者的可用修复空间并且确定可用的修复体类型（图1-45和图1-46）。这将在第5章中详细描述，但必须理解，这不影响患者选择特定类型修复体。相反，临床检查获得的数据和少量必要的修复变化将决定修复体的类型。可用修复空间可分为3类：①较小；②正常；③较大。

可用修复空间较小时（图1-47），将会选择传统粘接固位或螺丝固位的固定修复体，这个修复体不包括人工牙龈，并且在种植体植入时应该严格遵守牙和种植体的比例关系。因为美学需求最高，这种修复体对临床的要求最严格，特别是高笑线、牙和牙龈可见时。

当可用咬合空间正常时，不适合用Brånemark型修复体的树脂牙和牙龈。因为Brånemark型局部义齿的美学效果较差。此外，空间不足导致材料缺少支撑，因此需要更多的维护。因此，这种情况下，修复体应该是传统固定义齿和Brånemark型义齿的混合，因为需要使用人工牙龈来恢复牙槽嵴的吸收。这种修复体对技术的要求最高，因为使用了以下3个支架之一，使治疗复杂化。

1. **传统铸造支架**。符合美学治疗设计。然而，颌弓较大时易发生显著的形变，不能达到被动就位或需要二次焊接，因此存在薄弱环节。
2. **切割钛支架**。具有完美的适应性，但是

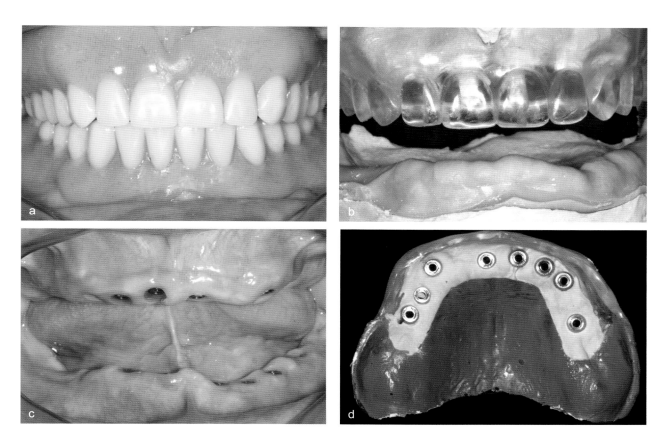

图1-47 可用修复空间较小的临床病例。（a，b）最初情况。患者的修复体符合各项标准，特别是咬合关系的准确性。复制义齿，它将在整个治疗过程中使用，作为放射导板或手术导板，并且可以作为永久修复过程中的个性化托盘。（c）因为患者有严重的健康问题并且在接受抗血栓治疗，选择了单次手术程序。下颌牙槽嵴没有去骨，因为它对美学的影响较小（法国巴黎的Marc Danan医生完成手术阶段）。（d）在准备阶段复制的简易导板在8个月后的永久修复阶段作为个性化托盘。

必须与低熔点的陶瓷结合使用，这很难处理且长期力学性能较弱。它同样需要使用上层结构，极大地复杂化了技工室程序。

3. **氧化锆支架**。似乎满足所有标准。然而，因为缺乏临床实践且长期力学性能不确定，不推荐使用。

可用修复空间较大的情况（图1-48）。需要使用Brånemark型修复体。吸收严重时尽管设置临床参数很困难，但是种植体定位的技术较简单，因为宽容度更大。对于技工同样更加简单，因为修复体的制作很简单。

在临床分析的初始阶段，分析可用修复空间是必不可少的。评估患者咬合关系的准确性很重要。因此，必须能识别咬合垂直距离降低的每一个迹象（例如，鼻唇沟下垂和在上下唇连接处存在口角炎），并且知道怎样评估他们（例如，发音测试）。当患者的咬合垂直距离明显降低时，初始临床分析只能在二次取模灌注的模型以正确的咬合关系上殆架后进行。只有在这个阶段临床医生才能确定患者的修复体类型。

这些信息对治疗成本的评估有重要的影响。因此，在收集了所有信息并且确定治疗计划的准备结束阶段，临床医生为患者呈现治疗计划并且评估费用是明智的。

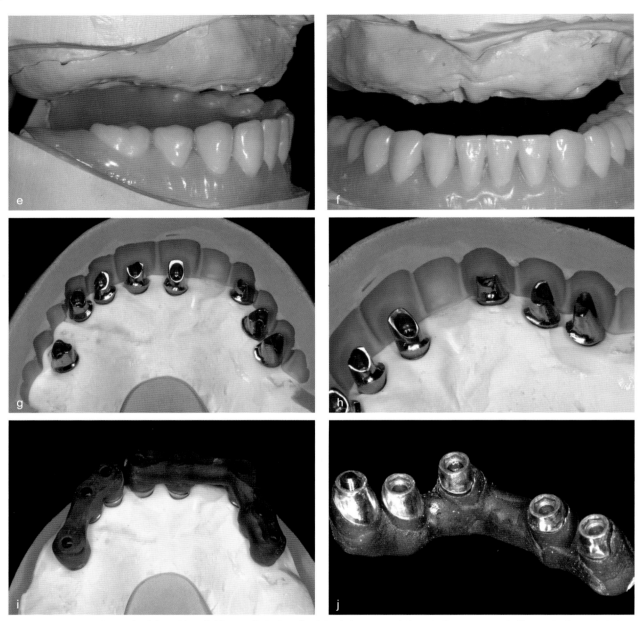

图1-47（续） （e，f）𬌗架上的工作模型。在这个后期阶段才发现可用修复空间较小对于治疗效果可能有不利影响，因为手术阶段已经结束了。例如，传统义齿修复的费用明显高于Brånemark型修复体，如果这在准备阶段没有被提及，临床医生将失去患者的信任。此外，传统修复对种植体定位的要求非常高。在植入阶段严格遵守牙-种植体的关系非常重要，否则最终美学效果可能很差。（g，h）对应牙齿的正确位置小心设计每颗种植体的位置。种植体位于牙齿之间将会有巨大的影响。注意，此时修复体的需求应符合准备阶段设计的最完美特征。（i，j）对粘接固位的修复体，最好在技工室制作一个复位引导装置。这对外连接或内六角连接特别有用。

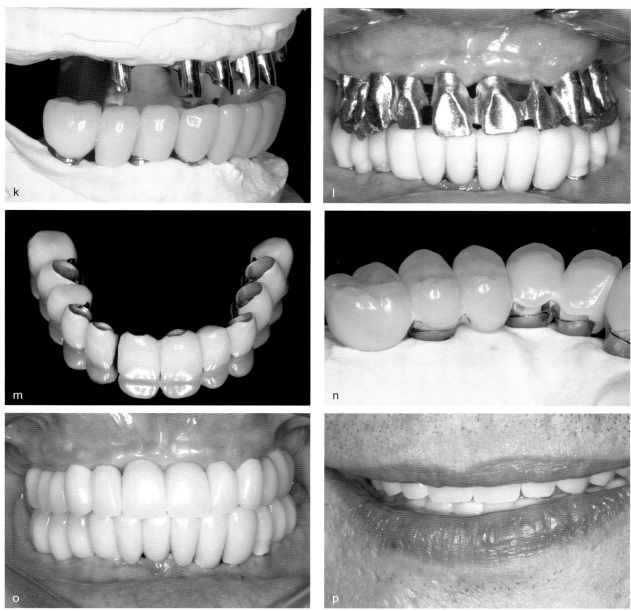

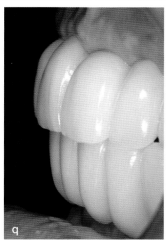

图1-47（续） （k）可用修复空间较小时上下颌修复治疗是具有挑战性的。唯一需要修复的就是牙齿。且不需要任何人工牙龈，这使口腔卫生的维护变得更加复杂。（l）上颌支架口内就位重新确定咬合关系。此时，不需要取颌位关系记录，因为已经使用咬合个性化托盘获得了印模。（m）最终上颌修复体。只有牙齿需要替换，并且恢复了理想的牙齿比例，不会显得牙很长。（n）支架在个性化基台被动就位的腭侧观。粘接固位不应该被视为补偿修复体固位力不足的方式。螺丝固位的修复体，获得被动固位是良好长期预后的前提。在支架试戴的过程中必须从临床和影像学两个方面来评估被动就位。美学瓷修复体的试戴更难检验，因为它通常对黏膜施加压力来形成牙龈和修复体之间的过渡区域。（o）最终修复口内观。使用临时修复体调整软组织可以获得颈部软组织水平的改善，逐次增加树脂使黏膜逐渐成形。然而，这种方法增加了额外的成本并且延长了治疗时间。患者拒绝了这种方法，因为微笑时不会暴露这些过渡区域。（p）修复体与患者微笑相融合。上下唇曲线与美学殆平面的协调得到了令人满意的微笑。（q）侧面观显示修复体是正确的。同时注意，永久修复体补偿了水平吸收，特别是下颌，在矢状面的正确定位使牙齿看起来不会过于突出。

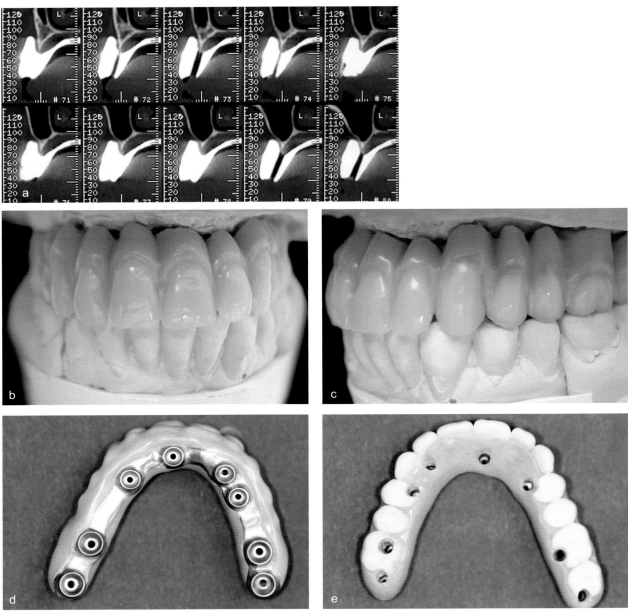

图1-48　可用修复空间较大的临床病例。（a）最初影像学检查时，临床医生已经发现较大的可用修复空间和严重的骨吸收。这种情况通过传统的固定义齿修复将会导致牙齿大小不成比例。这种吸收意味着牙槽突的丧失。因此，修复体必须包括人工牙龈。（b，c）临时修复阶段的技工室观。在治疗的这个阶段才发现可用修复空间较大同样会产生一些问题。在治疗前期准备阶段，让患者了解最终修复体会包含大量的人工牙龈是很重要的。（d，e）从外科角度来看，根据修复治疗设计，植入种植体可以使用螺丝固位的修复体。尽管骨量不足复杂化了种植体的植入，但允许种植体的定位有更多的适应性。佩戴修复体前获得的这些信息，证明了人工牙龈补偿水平吸收和垂直吸收之间的重要性。没有人工牙龈的修复体不能恢复理想的软组织和面部肌肉支撑，该患者对美学的要求很高。

牙槽嵴吸收和修复体代偿

　　这项很少提到的参数是修复设计的基础，因为它是可以显示是否需要隐藏人工和天然牙龈过渡区及修复前校正需要垂直去骨量的唯一参数（图1-49和图1-50）。没有骨吸收时，种植体支持的修复体与传统的固定修复体相似。主要是垂直骨吸收的病例，根据可用修复空间，推荐使用人工牙龈或Brånemark型修复体。主要是水平吸收的病例，需要垂直去骨来减少人工牙龈（混

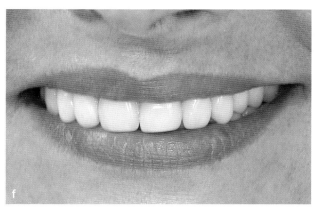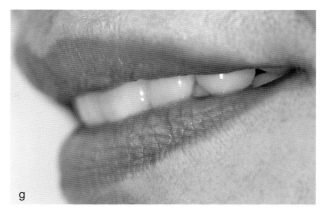

图1-48（续） （f，g）中切牙交点的三维位置正确时，Brånemark型修复体是严重骨吸收导致可用修复空间较大患者的修复选择。这种修复类型增加了微笑时周围肌肉支持的灵活性。

牙槽嵴吸收和修复体代偿

| 很少或没有 ○ | 水平吸收为主 ○ | 垂直吸收为主 ○ |

图1-49 牙槽嵴吸收和修复体代偿。

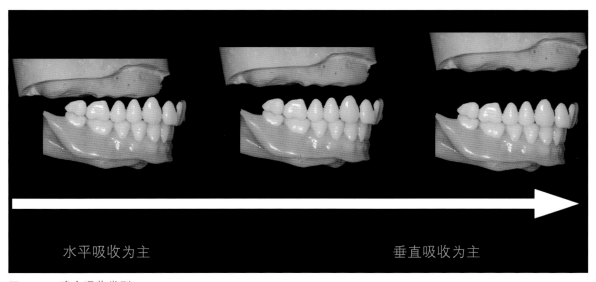

水平吸收为主　　　　　　　　　　　　　垂直吸收为主

图1-50 确定吸收类型。

合修复体）和牙槽嵴之间的角度，并且避免结构折中而导致的不舒适和食物滞留。

头颅侧位片（图1-51）提供有限的上颌形态信息。完整牙列处于咬合状态完成拍摄的头颅侧位片，更多的显示颌位关系（通过在殆架上研究模型确认）。

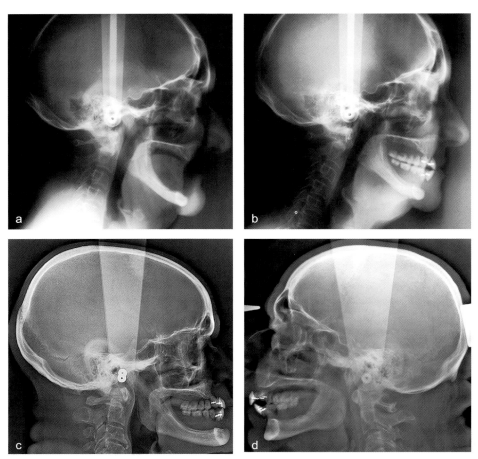

图1-51 （a）没有修复体的头颅侧位片。提供有限的矢状面骨量信息。（b）同一病例佩戴修复体后的头颅侧位片。突出了可用修复空间和它与骨的关系。（c，d）重度Ⅲ类（c）和Ⅱ类（d）错殆畸形治疗的病例中，佩戴修复体处于咬合状态的头颅侧位片显示了种植体植入的可用修复空间。

是否感染　　　是　　○　　否　　○

图1-52 感染。

术前影像学检查

感染

清除所有位点的感染是所有种植手术的先决条件（图1-52）。这项规则在需要清除大面积腔隙病灶的病例中是毋庸置疑的，并且应该通过病理检查来系统地确认病灶来源。只有确认病灶牙并且清除后才能进行种植手术。然而，拔牙后即刻种植的手术程序在一定程度上放宽了这个先决条件。

可用骨量

必须评估可用骨量（图1-53）。Bedrossian[16]提出了上颌可用骨量的量化标准，能有效帮助制订上颌无牙颌的治疗计划。

- 1+2+3区域　骨存在于上颌的前牙、磨牙

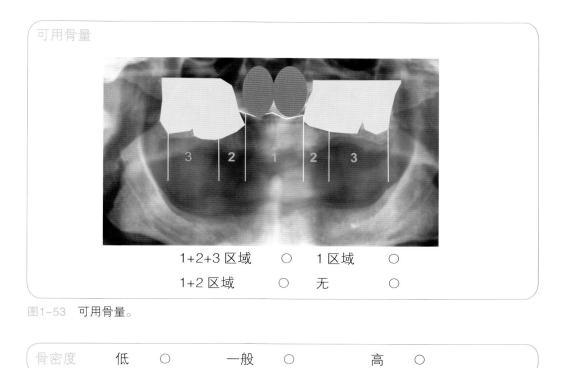

可用骨量

| 1+2+3 区域 | ○ | 1 区域 | ○ |
| 1+2 区域 | ○ | 无 | ○ |

图1-53 可用骨量。

骨密度　低　○　　一般　○　　高　○

图1-54 骨密度。

和前磨牙区。这是最有利的骨状态，骨吸收较少。该病例修复前分析特别重要，因为美学风险是最高的

- **1+2区域**　骨存在于上颌的前牙和前磨牙区。这是最常见情况，治疗方案主要取决于可用近远中距离、吸收类型（水平、垂直或混合型）以及上颌窦下方的可用骨量

- **1区域**　骨仅存在于上颌前牙区。只有上颌窦提升或颧骨种植体的使用才能治疗这种大量骨吸收的情况

- **没有可用骨**　上颌不能为传统的种植治疗提供任何位点。此时需要使用颧骨种植体或行骨移植术，从口外供骨位点取骨

骨密度

在最初检查时很难预料患者的实际骨密度（图1-54）。CT扫描可以提供一些信息，这些信息只能在手术中确认，重点强调，尽管在困难条件下，上颌无牙颌的治疗应考虑种植体的设计来获得一个高的初期稳定性。钻孔方法对骨密度的适应是种植治疗成功的关键。这在考虑先进手术（例如，即刻负重或拔牙后即刻种植）时特别重要。

临床病例

以下两个病例展示了美学评估检查表的实施。均展示了已完成的美学修复，并且详细地记录了处理方法和结果（图1-55和图1-56）。

病例报告 1

患者信息采集

姓

名

| 性别 女 ✓ 男 ○ | 年龄 63 岁 |

性格　内向　○　　中性　○　　外向　✓

体形　超重　○　　瘦　○
　　　中等　✓　　健壮　○

需求　美学　　　✓
　　　功能　　　○
　　　二者兼备　○
备注：她希望最大程度恢复美观，即使使用活动义齿。

期望　低　○　中　○　高　✓　不切实际　○
备注：患者以前是舞蹈明星，有非常高的美学需求，但是这个期望可以做出适当妥协。

吸烟　　是　○　　否　✓
备注：

种植手术禁忌证

否　○　　潜在（请具体说明）　✓　　是（请具体说明）　○

备注：颈动脉粥样斑块取出术后一直服用氯吡格雷，她的心脏科医生告知，不能调整这种使血管变薄的治疗，因此无创的方式更可取。

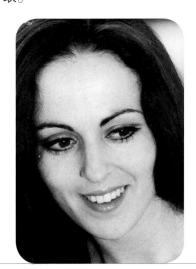
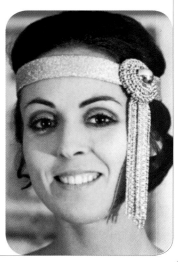

病例报告 1

面部

眼睛颜色　　　棕色

面型

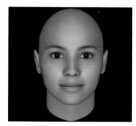 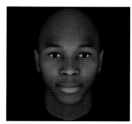 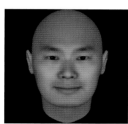

是否与牙齿协调？

椭圆形　✔　　　三角形　○　　　方形　○　　　是 ○　否 ✔

面型与微笑平衡

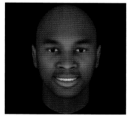 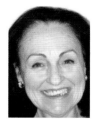 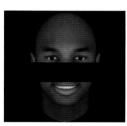 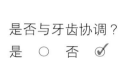

平衡　　　　　○

不平衡　　　　✔

在图像上标记影响和非影响的区域

备注：伴随一些缺陷的微笑以牺牲表情为代价来显示面型，更加协调的微笑是非常讨人喜欢的。

水平线

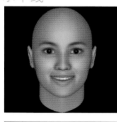 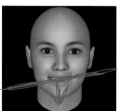 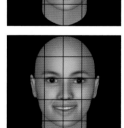

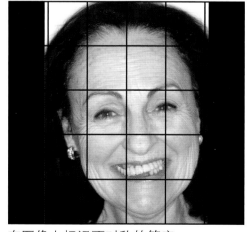

平行　　　　　○

不平行　　　　✔

美学殆平面的方向导致的异常　✔

备注：

在图像上标记不对称的笑容

病例报告 1

面部三等分

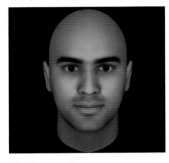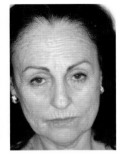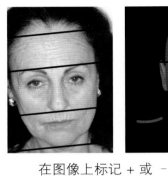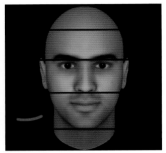

平衡　　○

不平衡　✓

在图像上标记 + 或 –

备注：面部下 1/3 轻度减小。

外形

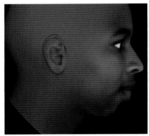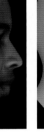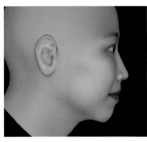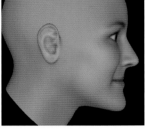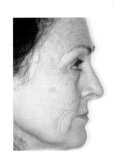

凸面型　　○　　　　正常型　✓　　　　凹面型　　○

是否与牙齿外形协调？　　是　　○　　　否　✓

备注：

唇支持

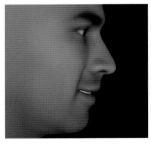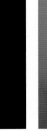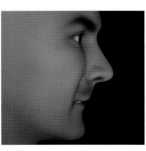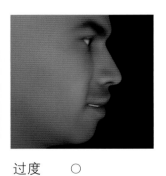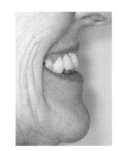

正常　　○　　　　不足　✓　　　　过度　　○

备注：

病例报告 1

微笑

笑线

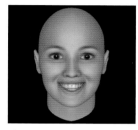
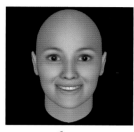
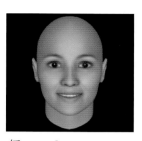
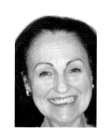

高 ○　　中 ✓　　低 ○

如果全口无牙颌的患者是一位高笑线患者，应注意天然牙的龈边缘和笑线最高点间的距离。

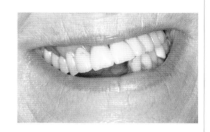

_____ mm

备注：尽管是中笑线，需要通过修整上颌右侧区域的骨高度来升高过低的中切牙交点的位置。

佩戴活动义齿的高笑线患者，微笑时无牙颌牙槽嵴是否可见？

后牙区　○
前牙区　○

美学𬌗平面

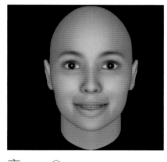
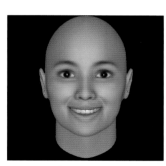
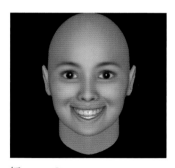

高 ○　　中 ✓　　低 ○

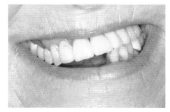
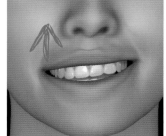
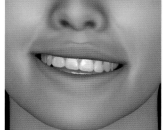

不平行 ✓

标记获得与面部线条协调需要移动的位置

反向　○　　正常 ✓　　扁平　○

病例报告 1

上唇长度

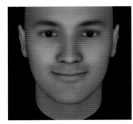 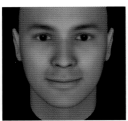 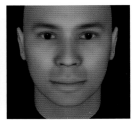 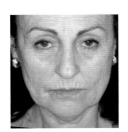

短 ○　　　　中 ✓　　　　长 ○

上唇厚度

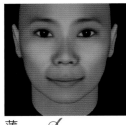 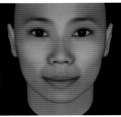 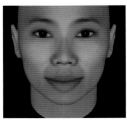 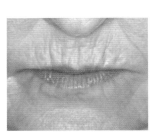

薄 ✓　　　　中 ○　　　　厚 ○

上唇曲线

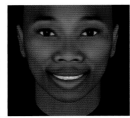 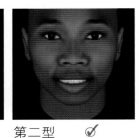 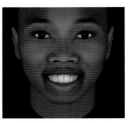 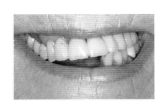

第一型 ○　　　　第二型 ✓　　　　第三型 ○

牙齿形态　　方形 ✓　　椭圆形 ○　　三角形 ○
是否与面型协调？　　是 ○　　否 ✓

初始色度　A3.5；遮色层和瓷厚度不足导致明显缺乏立体感。

牙齿大小　牙齿形态与患者面部不协调。需要制订新的美学效果。
_____ mm（参考）

中切牙交点的位置

冠状面　│ 太高 ○　　向左倾斜 ✓　　正确 ○
　　　　│ 太低 ○　　向右倾斜 ○
　　　　│ 与面部中线不平行？与该轴线明显不平行，必须调整至标准化。
矢状面　│ 向前 ○　　正确 ○　　向后 ✓

SPA 概念　协调 ○　　需要修正 ✓
她期望年轻化的微笑。为了满足她的需求，牙齿的选择必须打破传统的规则。

病例报告 1

牙周组织

牙龈生物型　　薄龈型　　○　　　　中厚型　　✓　　　　厚龈型　　○

如果角化龈缺失，注意可再生的区域面积。

备注：

口腔卫生　　优　　○　　　　良　　✓　　　　差　　○

备注：

牙周健康　　好　　○　　　　差　　✓

　　　　　　牙周病史　　✓

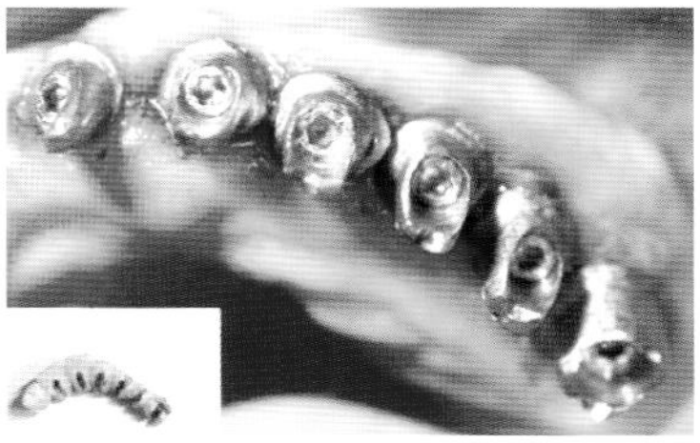

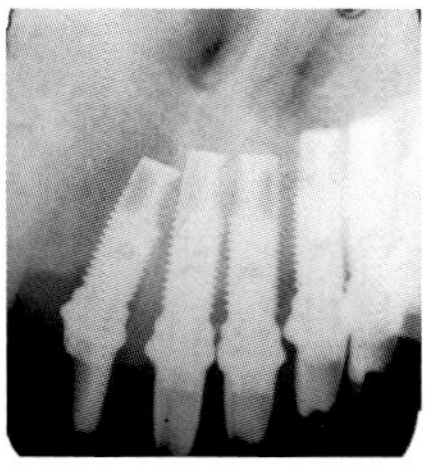

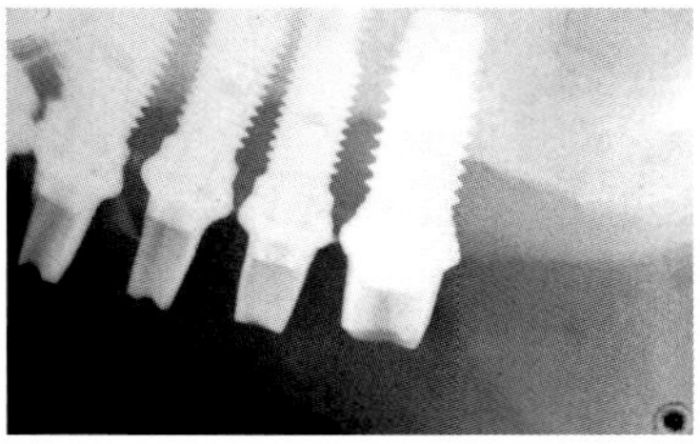

备注：该患者存在种植体周围炎，她愿意做任何努力保留上颌左侧区域的种植体。

牙槽嵴吸收　　低　　✓　　中　　○　　高　　○

是否存在缺损？哪种类型？

备注：

牙周支持组织的坚韧度　　坚韧　　✓　　　　松弛　　○

备注：

病例报告 1

咬合

| 开口度 | < 34mm ○ | 34~45mm ○ | > 45mm ☑ |

功能异常和功能障碍　磨牙症　○　咬指症　○　其他　○

疼痛区域　肌肉　○　关节　○

关节弹响　右侧　○　左侧　○

功能异常　受限　○　偏离　○　偏斜　○

参考位置（正中关系）　符合　○　不符合　☑

咬合垂直距离　不足　☑　正确　○　过度　○

𬌗曲线　协调　○　不规则　☑

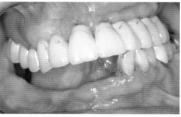
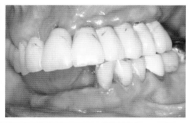

对颌　有牙　☑　种植牙　○　无牙　○
　　　需要修复　☑　满足要求　○

可用修复空间　较小　☑　正常　○　较大　○

牙槽嵴吸收和修复体代偿
很少或没有　☑　水平吸收为主　○　垂直吸收为主　○

颌骨分类

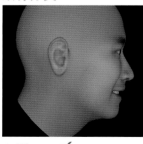
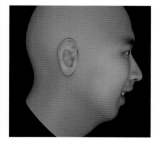
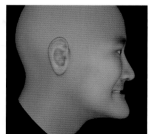

Ⅰ型　☑　　　Ⅱ型　○　　　Ⅲ型　○

病例报告 1

术前影像学检查

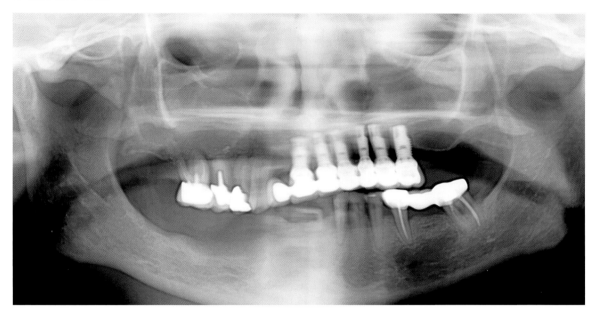

是否感染　　　是　　　　　否　　○

可用骨量

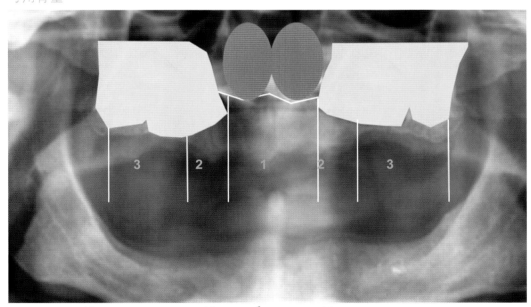

1 + 2 + 3区域　　○　　1 + 2区域　　✓　　　1区域　　○　　无　　○

骨密度　　　低　　○　　一般　　○　　高　　✓

病例报告 1

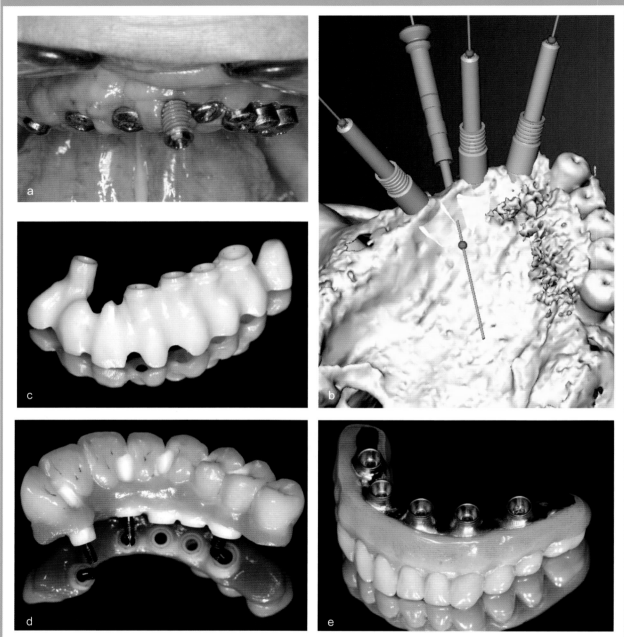

图1-55 （a，b）手术治疗分为两个阶段：①左侧种植体周围的牙周维护措施，移除6颗种植体中的2颗来获得种植体之间足够的距离以便更好的卫生维护。②右侧植入3颗种植体。保留以前的4颗种植体会影响修复的长期预后，存在感染的风险。与患者共同决定保留它们，从而最小化手术创伤。（c~e）上颌修复使用氧化锆支架，然而下颌选择Brånemark型修复体。

病例报告 1

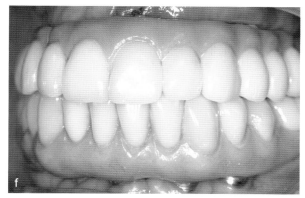
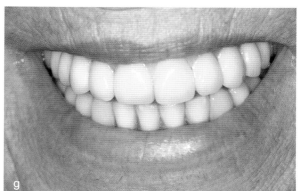

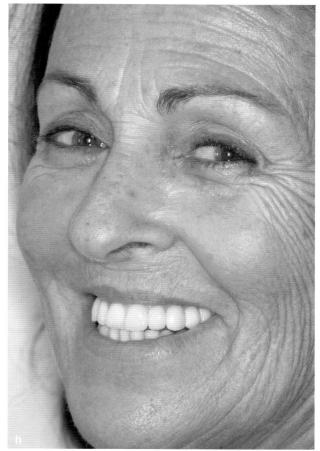

图1-55（续） （f）口内观显示重建的修复空间。（g，h）最终修复体的整体美学效果。

病例报告 2

患者信息采集

姓

名

性别　女　○　男　✓　　年龄　44 岁

性格
内向　○　　中性　○　　外向　○

体形　超重　✓　　瘦　○
　　　中等　○　　健壮　○

需求　美学　　　○
　　　功能　　　○　✓
　　　二者兼备　○

备注：他希望重新获得美学微笑，因为他在每天的生活中不敢微笑。 功能方面也同样重要。

期望　低　○　中　○　高　✓　不切实际　○
备注：患者最大的要求就是快速治疗，并且能快速地返回职业和社会生活。

吸烟　　是　✓　否　○
备注：偶尔吸烟，一天不超过 5 支。

种植手术禁忌证
否　✓　潜在（请具体说明）　○　是（请具体说明）　○
备注：

病例报告 2

面型

眼睛颜色　　棕色

面型

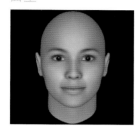　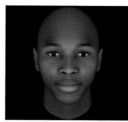　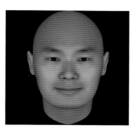

椭圆形　○　　　三角形　○　　　方形　○

是否与牙齿协调？

是　☑　否　○

面型与微笑平衡

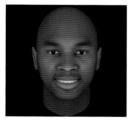　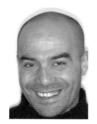　　　　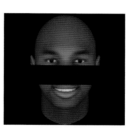

平衡　　　☑

不平衡　　○

在图像上标记影响和非影响的区域

备注：从上颌左侧侧切牙开始，无牙颌区域是相当明显的。有缺陷的微笑以牺牲表情为代价来显露面型。微笑的恢复将使整个面部变得协调。

水平线

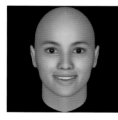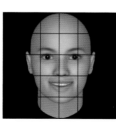

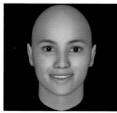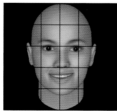

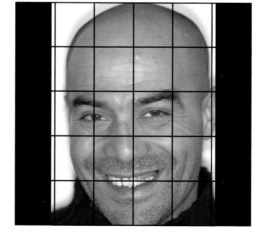

平行　　☑

不平行　　○

美学殆平面的方向导致的异常　　○

备注：

在图像上标记不对称的笑容

病例报告 2

面部三等分

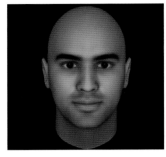 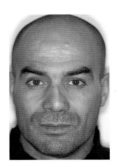 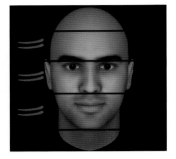

平衡 ✓

不平衡 ○

备注：

在图像上标记 + 或 −

外形

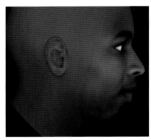 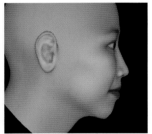 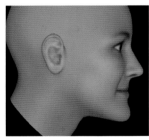 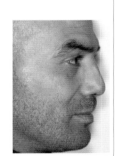

凸面型 ○　　　　　正常型 ✓　　　　　凹面型 ○

是否与牙齿外形协调？　　是 ✓　　否 ○

备注：

唇支撑

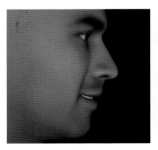 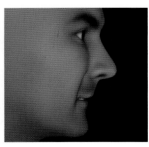 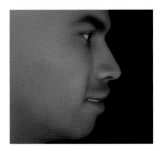 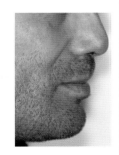

正常 ✓　　　　　不足 ○　　　　　过度 ○

备注：

病例报告 2

微笑

笑线

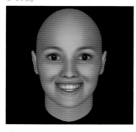 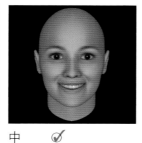 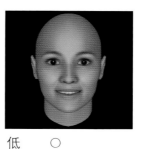 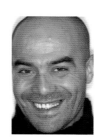

高　　○　　　　　中　　✔　　　　　低　　○

如果全口无牙颌的患者是一位高笑线患者，应注意天然牙的牙龈边缘和笑线最高点间的距离。

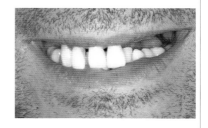

＿＿＿＿＿ mm

备注：尽管是中笑线，需要通过修整上颌右侧区域的骨高度来升高过低的中切牙交点的位置。

佩戴活动义齿的高笑线患者，微笑时无牙颌牙槽嵴是否可见？

后牙区　　○
前牙区　　○

美学𬌗平面

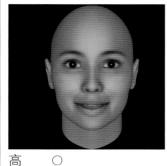 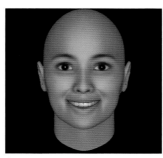 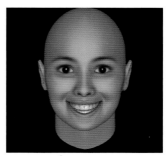

高　　○　　　　　中　　○　　　　　低　　✔

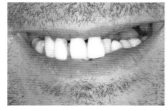 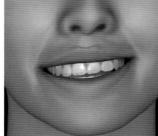 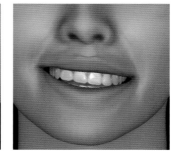

不平行　　✔

标记获得与面部线条协调需要移动的位置

反向　　○　　　　正常　　✔　　　　扁平　　○

病例报告 2

上唇长度

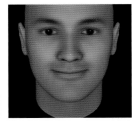 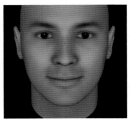 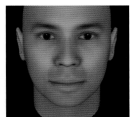 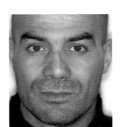

短 ○　　　中 ✓　　　长 ○

上唇厚度

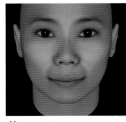 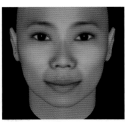 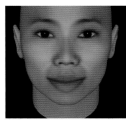 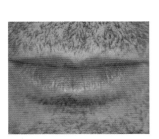

薄 ○　　　中 ✓　　　厚 ○

上唇曲线

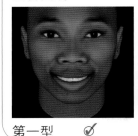 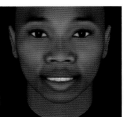 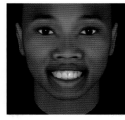 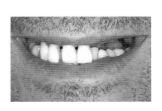

第一型 ✓　　　第二型 ○　　　第三型 ○

牙齿形态　方形 ○　　椭圆形 ✓　　三角形 ○
是否与面型协调？　是 ○　　　否 ✓

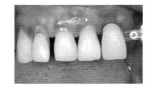

初始色度　可以保持相同的色度。

牙齿大小　整个治疗过程中保持牙齿的形状和长度。

_____ mm（参考）

中切牙交点的位置

冠状面 ┃ 太高 ✓　　　向左倾斜 ○　　　正确 ○
　　　 ┃ 太低 ○　　　向右倾斜 ○
　　　 ┃ 与面部中线是否平行？与该轴线明显不平行；必须调整至标准化。

矢状面 ┃ 向前 ○　　　正确 ✓　　　向后 ○

SPA 概念　协调 ✓　　　需要修正 ○

病例报告 2

牙周组织

牙龈生物型　　薄龈型　　○　　　　中厚型　　○　　　　厚龈型　　✔

如果角化龈缺失，注意可再生的区域面积。

备注：

口腔卫生　　优　　✔　　　　良　　○　　　　差　　○

备注：

牙周健康　　好　　✔　　　　差　　○

牙周病史　　✔

备注：

牙槽嵴吸收　　低　　○　　　　中　　✔　　　　高　　○

是否存在缺损？哪种类型？

备注：

牙周支持组织的坚韧度　　坚韧　　✔　　　　松弛　　○

备注：

病例报告 2

咬合

开口度	< 34mm ○	34~45mm ○	> 45mm ☑

功能异常和功能障碍	磨牙症 ○	咬指症 ○	其他 ○

疼痛区域	肌肉 ○	关节 ○

关节弹响	右侧 ○	左侧 ○

功能异常	受限 ○	偏离 ○	偏斜 ○

参考位置（正中关系）	符合 ○	不符合 ☑

咬合垂直距离	不足 ○	正确 ☑	过度 ○

𬌗曲线	协调 ○	不规则 ○	✓

对颌	有牙 ☑	种植体 ○	无牙 ○
	需要修复 ☑	满足要求 ○	

可用修复空间	较小 ○	正常 ☑	较大 ○

牙槽嵴吸收和修复体代偿

很少或没有 ☑	水平吸收为主 ○	垂直吸收为主 ○

颌骨分类

Ⅰ型 ☑	Ⅱ型 ○	Ⅲ型 ○

病例报告 2

术前影像学检查

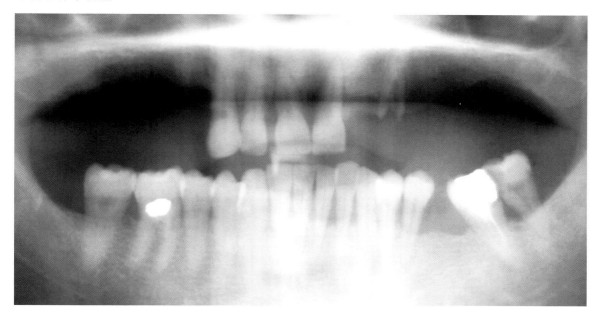

是否感染　　是　　✓　　　　否　　○

可用骨量

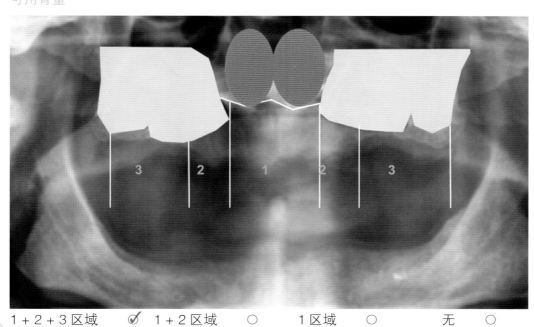

1＋2＋3区域　✓　　1＋2区域　○　　　1区域　○　　　　无　○

骨密度　　低　○　　　　一般　○　　　　高　✓

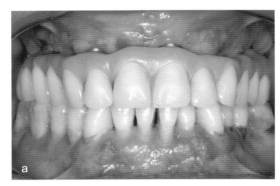

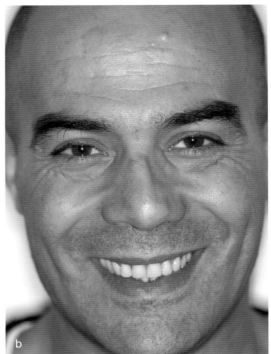

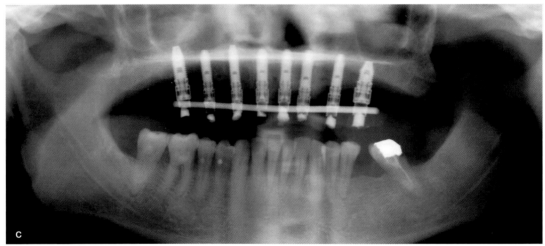

图1-56 （a，b）在手术前制作种植体支持的临时修复体，用于即刻种植后的即刻负重。（c）最终影像评估检查使用引导基台的临时修复体的就位。

病例报告 2

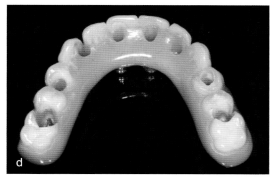

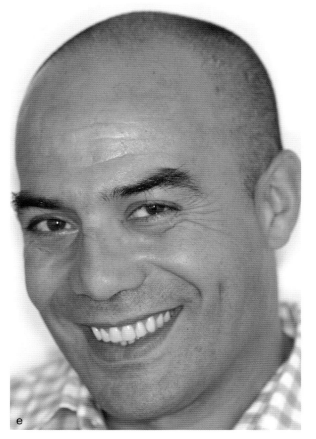

图1-56（续） （d）永久Brånemark型修复体的殆面观。（e）治疗2年后的口外观。

参考文献

[1] Paris J-C, Faucher A-J. Le guide esthétique. Comment réussir le sourire de vos patients. Paris: Quintessence International, 2004.
[2] Frush JP, Fisher RD. Introduction to dentogenic restorations. J Prosthet Dent 1955;5:586–595.
[3] Frush JP, Fisher RD. How dentogenic restorations interpret the sex factor. J Prosthet Dent 1956;6:160–172.
[4] Frush JP, Fisher RD. How dentogenics interprets the personality factor. J Prosthet Dent 1956;6:441–449.
[5] Frush JP, Fisher RD. The age factor in dentogenics. J Prosthet Dent 1957;7:5–13.
[6] Frush JP, Fisher RD. Dentogenics: Its pratical application. J Prosthet Dent 1959;9:9–14.
[7] Williams JL. New Classification of Natural and Artificial Teeth. New York: Dentists' Supply, 1914.
[8] Lejoyeux J. Les neufs clefs du visage. Paris: Solar, 1991.
[9] Ricketts RM. Esthetics, environment and the law of lip relation. Am J Orthod 1968;54:272–289.
[10] Michelon P, Mariani P. Les bridges ostéo-ancrés maxillaires. Réflexion sur la forme et la fonction. Cah Prothese 1994;3:5–16.
[11] Maló P, Nobre Mde A, Lopes I. A new approach to rehabilitate the severely atrophic maxilla using extramaxillary anchored implants in immediate function: A pilot study. J Prosthet Dent 2008;100:354–366.
[12] Tjan AH. Some esthetic factors in a smile. J Prosthet Dent 1984;5:24–28.
[13] Arnetts GW, Bergman RT. Facial keys to orthodontic diagnosis and treatment planning. Part II. Am J Orthod 1993;103:395–409.
[14] Hulsey CM. An esthetic evaluation of lip-teeth relationships present in the smile. Am J Orthod 1970;57:132–144.
[15] Pompignoli M, Doukhan JY, Raux D. Prothèse complète. Clinique et laboratoire. Tome 1, ed 2. Paris: CDP, 1994.
[16] Bedrossian E, Sullivan RM, Fortin Y, Maló P, Indresano T. Fixed-prosthetic implant restoration of the edentulous maxilla: A systematic pretreatment evaluation method. J Oral Maxillofac Surg 2008;66:112–122.

准备阶段
Preparatory Phase

所有治疗均应基于3个关键阶段：

1. 准备阶段
2. 手术阶段
3. 修复阶段

成功和恰当的处理准备阶段比选择特定修复方案更重要，考虑上颌无牙颌所有可能的治疗方案，这是其他两个阶段成功的基础。

在准备阶段，临床医生应该确定已设计治疗方案的最佳预期和预后。表2-1列出了准备阶段的流程。当临床医生或患者第一次提出种植方案时，应在种植准备阶段为患者提供治疗计划。

表2-1	准备阶段

临床评估

- 药物和牙齿治疗史
- 临床检查
- 最初的影像学检查

种植前分析

- 制作活动总义齿（现有修复体不满意时）
- 制作放射导板
- CT扫描

治疗决定

- 与患者一起分析并讨论所有的治疗选择
- 已选择治疗方案的知情同意并签字

表2-2	评估上颌总义齿的方法（Sato等[1]）*					
参数	评估			得分		
前牙美学	1	②	3	13	②	0
可用咬合空间	①	2	3	⑫	1	0
修复体的稳定性	①	2	3	⑫	8	0
咬合	①	2	3	⑭	13	0
平衡	①	2	3	⑯	8	0
固位	①	2	3	⑮	11	0
修复体边缘的质量	①	2	3	⑱	8	0
总分						89

*基于图2-1~图2-13展示的病例给分。

种植治疗的先决条件

除非患者已经有满意的上颌总义齿，临床医生的治疗必须从制作新的义齿开始。牙齿的简单蜡型不一定有用，它只能提供部分信息并且没有应用价值。

临床医生必须制作满足临床质量标准且可用于任何最终修复方案的修复体。

适应证

该上颌总义齿可以用做：

- 最终修复体：经济或全身疾病是种植体永久或暂时植入的禁忌证时，这是能提供给患者的唯一治疗方案
- 修复导板：该义齿可用于确定并验证可用修复空间（高度、宽度和义齿的位置）并且通过对颌来确定正确的𬌗平面。根据种植体选择的类型和对颌的性质（例如，天然牙、修复体、部分或完全无牙颌）来选择咬合-修复设计。它同时可以作为各种导板的基础，用于确保种植体的最佳植入位置

- 临时修复体：即刻修复是禁忌时，它可在骨整合、黏膜愈合和永久修复体制作的过程中使用
- 即刻负重修复体：它可作为种植体支持的临时修复体
- 过渡义齿：如果因为某些原因导致需要暂时取下佩戴的种植体支持的修复体时，最初的义齿可以根据当前的状态调整并且作为过渡义齿

目的

Sato等研发了一种方法来测定上颌活动总义齿的质量。它不能测量患者满意度，因为其主要取决于临床医生和患者配合以及患者适应能力。它同样不能测试临床医生的满意度，因其与患者的满意度有很大关系。当患者发现修复体的性能有限时，很难对医生的工作满意。相反，它提供了一种公正的方法来评估这种类型修复体的质量。

这项评估可以帮助临床医生确定患者的诉求是否与这种类型的修复体有关，并且可用来确定

评估上颌总义齿

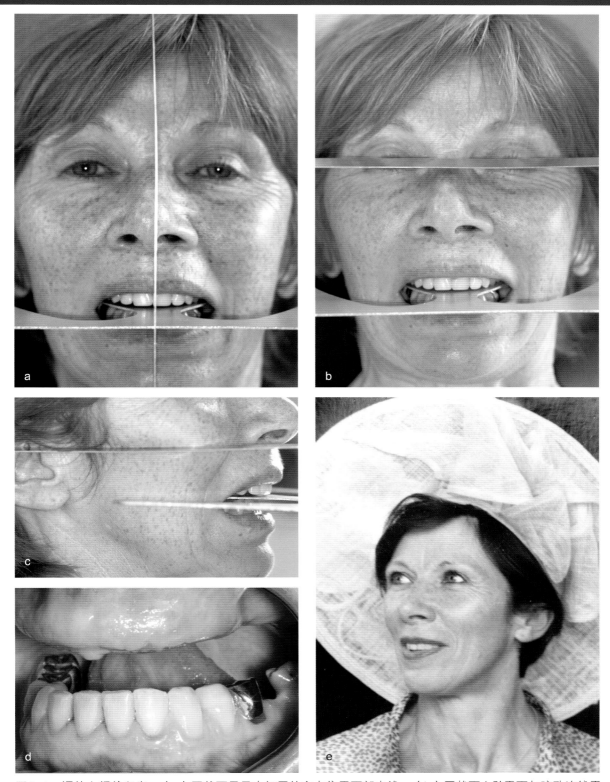

图2-1 评估上颌总义齿。（a）冠状面显示中切牙的交点位于面部中线。（b）冠状面上殆平面与瞳孔连线平行。（c）矢状面上殆平面与鼻翼耳屏线平行。（d）上颌无牙颌伴有附着龈和较少骨吸收及可用修复空间的减少。修复体的整体美学效果取决于中切牙交点的位置、殆平面和前牙的排列。（e）拔牙或缺牙前拍照有助于美学重建的成功。

评估上颌总义齿（续）

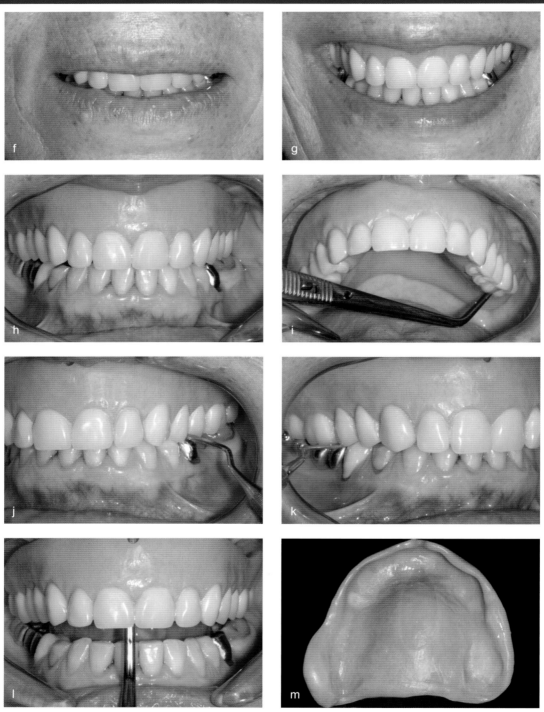

图2-1（续）　（f）在息止颌位，中切牙交点在垂直的位置与天然牙拔除前相同。（g）较少的骨吸收和上唇的外形导致露龈笑。（h）患者处于息止颌位时轻启嘴唇评估可用咬合空间。（i）第一磨牙的腭侧使用侧向力检验修复体边缘的质量和由此决定的修复体密封性。（j）可重复的颌位关系和正确的评估垂直距离同样重要。患者紧咬牙处于最大牙尖交错位时插入探针检查侧方咬合接触。（k）尝试插入探针来检查下颌侧方移动半个牙尖时的咬合接触。（l）对切牙使用垂直推力可以检查后牙区密封性。（m）检查组织面（嵴、上腭、修复体后区的密封性和修复体的边缘），为了获得更好的咀嚼功能。

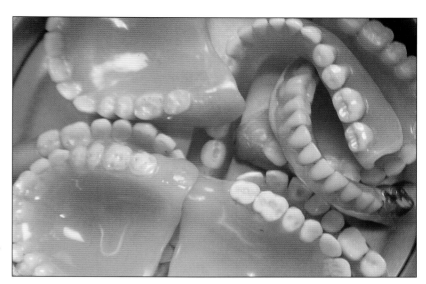

图2-2 不符合一个或更多的标准，可能导致患者不能使用制作的修复体。

使用种植体支持的修复体能否解决该问题。最初设计用于上下颌总义齿的Sato的评估方案，因为这7个因素主要针对上颌（表2-2和图2-1），使之更适合评估上颌全口义齿：3个因素涉及上颌终印模的质量，4个因素涉及颌位关系的精确度。

评估每项因素并分为3种情况来分配分数。

- 前牙美学。前牙的位置和方向以及嘴唇是否与患者的面型相协调（分值取决于结果符合零项[0]，1项[2]或2项[13]标准）
- 可用咬合空间 [咬合垂直距离（VDO）]。患者处于息止颌位时轻启嘴唇测量牙齿之间的距离（分值取决于距离，小于1mm或大于7mm[0]，4~7mm[1]或1~4mm[12]）
- 修复体的稳定性。食指对第一磨牙的压力是否导致修复体不稳定？（分值取决于位移，大于组织的位移[0]，在组织位移限制内[8]或没有位移[12]）
- 咬合。患者紧咬牙处于最广泛的牙尖交错位时插入探针检查侧方咬合接触（分值取决于双侧接触均不满意[0]，单侧[13]或双侧接触[14]满意）
- 平衡。下颌侧方移动半个牙尖时尝试插入探针检查咬合接触（分值取决于双侧接触均不满意[0]，单侧[8]或双侧接触[16]满意）
- 固位。垂直向的力作用于切牙是否导致修复体移动？（分值取决于稳定程度，很容易移位[0]，很难[11]导致移动或不导致移动[15]）
- 修复体边缘的质量。评估上颌结节的覆盖率，修复体上腭以及双侧外缘的密封性（分值取决于符合零项[0]，1~5项[8]和所有[18]标准）

除了作为一种评估方法，该方法还为定义最佳永久修复体提供了一项定性分数（约100分）。

为了满足稳定、固位和修复体边缘质量的要求，印模必须提供准确的参数（图2-2和图2-3）。

这是成功满足临床需求的先进方法的一部分。

热塑性糊剂

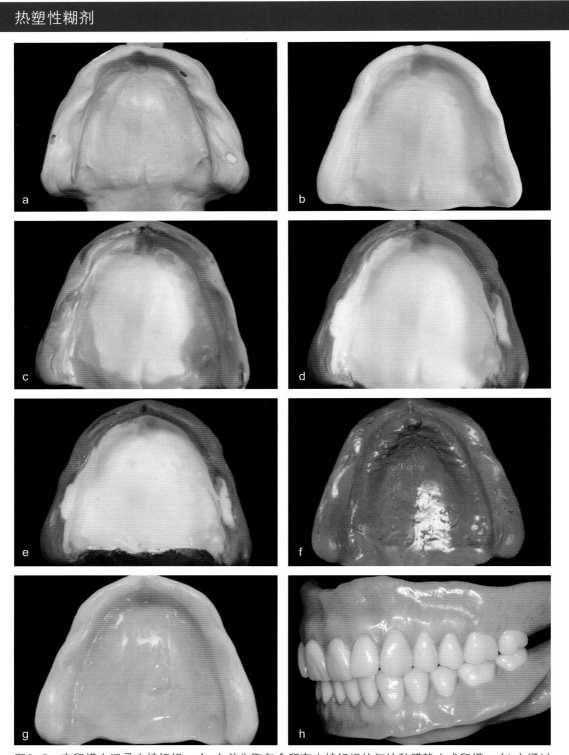

图2-3 在印模中记录支持组织。（a）首先取包含所有支持组织的初始黏膜静止式印模。（b）通过处理修复体边缘后制作个别托盘来取二次功能性印模。（c）边缘封闭的初印模使用中等黏度聚醚，例如Range Permadyne（3M Espe）。（d）进一步使用低黏度的聚醚更精确记录边缘封闭，例如Impregum（3M Espe）。（e）使用热塑性糊剂记录后区封闭，例如Green Wax（Kerr）。（f）使用流动印模材料取最终的组织面，例如Permlastic Light（Kerr）。（g）上颌修复体的外形补偿骨吸收并且重建外部肌肉组织的支撑，保证总义齿的整体美学。（h）牙齿排列、咬合平衡和固位原则对全口义齿的成功至关重要。

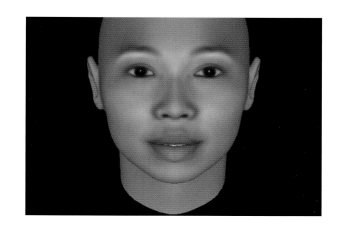

图2-4　年轻患者切牙的切缘通常在上唇下露出2mm。发音测试包括发"F"和"V"音。

支持组织的印模必须使用适当的压力使之覆盖最大表面区域。采用这种方式，可使附着龈表面有最大潜力来支撑修复体。

必须利用不受骨吸收影响的游离龈的边缘支撑面来获得固位力，支撑修复体的能力可以根据潜在肌肉活力调整（例如，在咀嚼时需要最大化利用）。

事实上，记录修复体的边缘，不过度伸展和过厚的情况下尽可能延长与增宽外侧密封有利于固位。因为聚醚材料的流动特点，使用以下方法可以更好地满足这些需求。

为了满足前牙排列、咬合空间、咬合和平衡的需要，颌位关系记录必须具有特定的特性。颌位关系（正中关系位时）的水平和垂直关系记录必须尽可能地精确。这意味着必须使用刚性且稳定的材料通过可检验且可重复的方法来获得和核对记录。必须精确建立正中关系时最广泛的牙尖接触，精确定义运动位置的咬合接触，并符合平衡𬌗的原则（三点接触𬌗平衡时接触点最少）。

颌位关系记录的确定和核对

治疗从制作𬌗托用于转移颌位关系记录开始。首先获得自然且和谐的上唇支撑是必要的。然后根据以下两个原则调整蜡型中𬌗堤的高度：

- 发音法：患者发"F"和"V"音时，𬌗堤的下缘与下唇轻接触（图2-4）
- 美学：上唇为中等长度时，对于30岁的患者，𬌗堤必须超过上唇2mm，然而对于60岁的患者，平均超过1.5mm可以适量露出磨损的牙齿，同时减小肌肉张力

使用直尺和Fox𬌗平面导板使𬌗堤的𬌗平面与瞳孔连线平行。𬌗堤前牙区的方向将引导技工放置和排列上颌前牙。𬌗堤必须给出额外的信息，例如笑线、中线和尖牙位置。在后牙区，𬌗堤与鼻翼耳屏线平行。

然后𬌗托通过转移台上𬌗架来重现临床参考平面，鼻翼耳屏线和𬌗架上的眶耳平面之间有10°的角度差别。

必须评估咬合垂直距离。为此，标记两个标志点。一个在鼻尖，一个在颏前点。通过卡尺测量两点之间的距离。

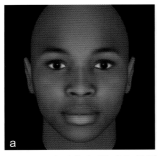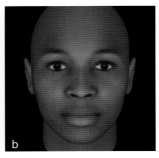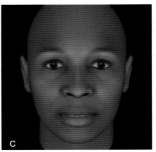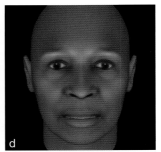

图2-5　息止颌间隙随年龄增长而增大。

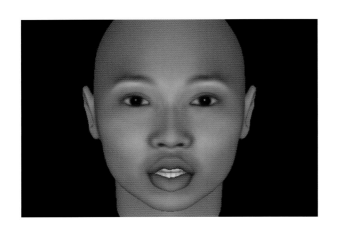

图2-6　发"S"音用于核对上、下颌牙列的息止颌间隙和咬合垂直距离。

　　首先通过呼吸测试评估咬合垂直距离。呼气阶段下颌运动末期时患者处于休息位，测量该休息位的垂直距离。该值减去上下颌牙列的息止颌间隙即获得咬合垂直距离。上、下颌牙列的息止颌间隙平均值为2~3mm。它随着年龄增加（图2-5）。该值在Ⅱ类骨骼病例中增加（可高达8mm）并且在Ⅲ类骨骼病例中减少（低至0.5mm）。值得注意的是这种评估咬合垂直距离的方法不适用于开口呼吸和唇通常张开的患者。

　　然后基于咬合故意设置较高的咬合垂直距离。患者的面型为垂直距离恢复过大的外形特点。然后调整𬌗堤的表面接近正中关系位，使用呼吸测试评估咬合垂直距离。

　　发音测试用于核对咬合垂直距离。发"S"音时要求没有咝咝声或发音不清（图2-6）。

　　一旦确定了精确的咬合垂直距离，引导患者至正中关系位，同时通过移除所有的早接触点和干扰来记录颌位关系。图2-7列举了确定颌位关系记录的过程。

　　制作临时修复体似乎没必要并且还会产生额外的费用。然而，这一想法并不适用无牙𬌗病例。它可以确保已设计种植体支持修复体的可行性并且医生可以放心承诺患者。此外，它是手术不同阶段和修复程序理想的导板。因此，制作临时修复体是所有复杂修复成功的关键。

记录颌位关系

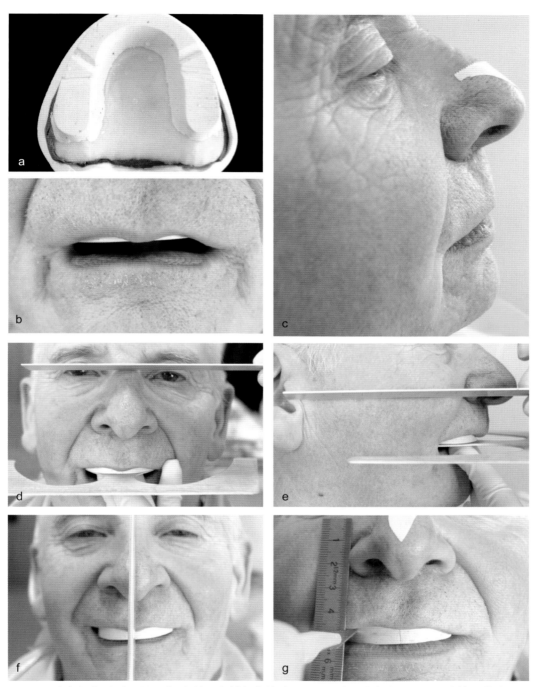

图2-7 确定颌位关系记录。（a）使用白蜡制作的𬌗堤和刚性基托确定中线与上唇支撑，转移上颌模型至𬌗架并且记录颌位关系。（b）根据最佳上唇支撑确定𬌗堤前后向的正面观。（c）侧面观。根据美学和发音标准确定𬌗堤的高度。（d，e）设置𬌗堤确保转移至𬌗架的上颌模型的前牙区与瞳孔连线平行。（d）并且在矢状面上与鼻翼耳屏线平行（e）。（f）沿着面部中线在𬌗堤上标记中切牙交点。（g）相对鼻翼点测量牙列的宽度。

记录颌位关系（接）

图2-7（续） （h）在殆堤上划出笑线以便技工有足够的信息来设计患者的笑线。（i）连同殆托安装上颌模型至殆架。（j）息止颌间隙可以确定咬合垂直距离。（k）使用尺子测量咬合垂直距离。（l）调整下颌殆托直至达到已确定的咬合垂直距离。

放射导板和CT扫描

在治疗的所有阶段使用临时修复体作为导板确保种植体的最佳位置。这项预防措施也是最有效地减小发生不可修复的病例、产生额外花费及不必要的外科创伤的方法。

通过深入的影像学分析，临床医生可以对比患者的期望与解剖和修复可行性。一旦这些信息整合并且提供给患者，它将作为最终治疗计划的基础。

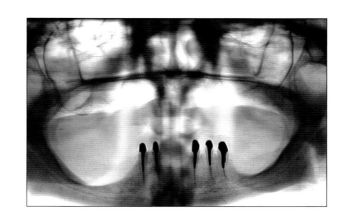

图2-8　全景片显示从前磨牙至磨牙区有充足的骨量植入4~6颗种植体。

CT扫描

CT扫描的正确时间可保证准备阶段和手术阶段的连续性。复制临时修复体获得满足美学、功能和咬合的放射导板。该导板应该确定修复目标和种植体植入可行性之间的一致性。因此，种植体位点的选择不应仅仅只考虑剩余骨量，这种情况常常出现在不使用临时修复体指导治疗计划的病例（图2-8）。

将放射导板转换成手术导板可以帮助在已设计的手术位点实现种植体的正确定位。

必须使用放射导板的4个重要原因：

1. 解剖学。确定修复相关的解剖结构标志可以确定充足的手术安全边界。
2. 修复学。种植体的植入不应该阻碍预期修复设计的实现。
3. 生物力学。种植体在牙弓的统一分布提供的最大支撑基础可以保证修复的长期预后。
4. 美学。修复体应该完全取代缺失牙和所有相关的邻近缺失组织。

制作放射导板

放射导板的目标是在CT三维重建中可视化预期种植体的位置。它通过复制上颌全口临时义齿获得，同时满足美学和功能参数。精确定位种植体的位置并且应包含在由修复体定义的修复轮廓内。

首先，在已选择的位点放置弹性圆筒或使用钻针在导板上打孔，然后使用阻射材料填充，例如磷酸锌水门汀。修复体的组织面同样可以内衬阻射材料来评估软组织的厚度。

目前的趋势是使用完全阻射放射导板，复制过程中在树脂中添加硫酸钡（最大15%）。这种类型的导板极大地简化了术前准备阶段。沿着阻射材料钻孔来再现种植体的位置。不需要其他操作即可直接从影像片上确定修复体和软组织厚度的信息。

选择不同治疗方案的所有病例中放射导板的准备都是相同的。CT扫描前将导板戴入口内。必须预先指导患者正确地咬合。有时可制作树脂导板来保证正确的定位（图2-9）。

扫描分析

牙科软件

使用牙科软件获得三维重建模型可以在种植术前全面地分析上颌无牙颌。CT切片显示放射导板选择地标记点（图2-10）。

在选择的切面上叠加种植体的外形轮廓以简

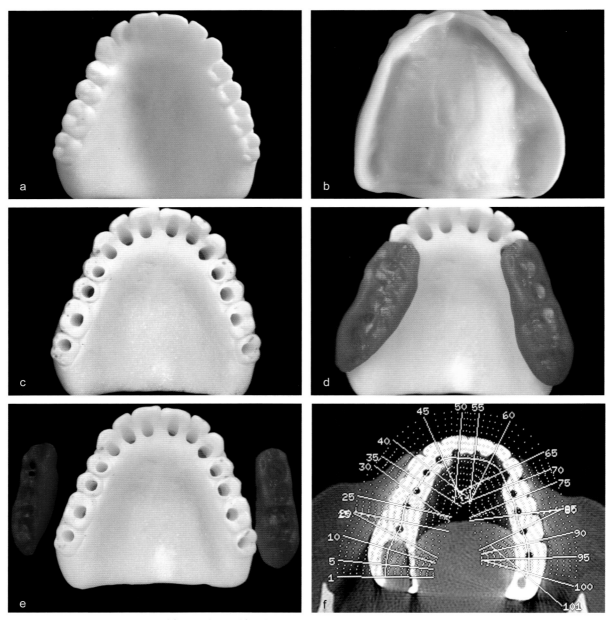

图2-9 （a，b）添加阻射材料（硫酸钡）精确复制上颌全口义齿获得放射导板的外侧和内侧面。（c，d）精确确定种植体的位点并且包含在修复体定义的修复轮廓内。（e）可摘咬合记录帮助在CT扫描中控制导板的位置。（f）沿着阻射材料钻孔来再现种植体的位置。

单地模拟种植体的位置。这项可信赖的二维研究使植入种植体的长轴与修复体的长轴一致。

CT扫描可以显示剩余骨量和密度与预期修复长轴的一致性、与解剖结构的关系以及周围骨病变。三维重建可以更精确地评估可用骨量。在日常工作中，这将对患者和临床医生有重要的指导意义，使他们能精确可视种植计划（图2-11）。

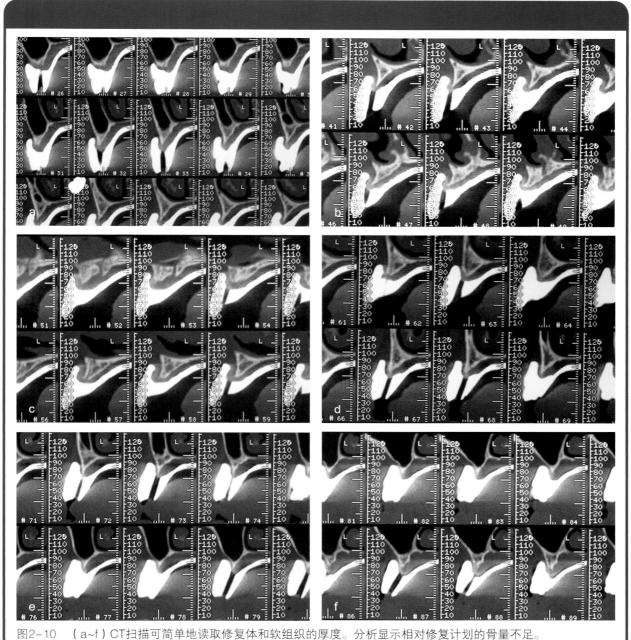

图2-10 （a~f）CT扫描可简单地读取修复体和软组织的厚度。分析显示相对修复计划的骨量不足。

首先使用Lekholm和Zarb分类法定量和定性分析重建后已选择的位点[2]。

定量分析：

- A: 大部分牙槽突尚存

- B: 发生中等程度的牙槽突吸收

- C: 发生明显的骨吸收

- D: 基底骨中等程度的吸收

- E: 基底骨发生重度吸收

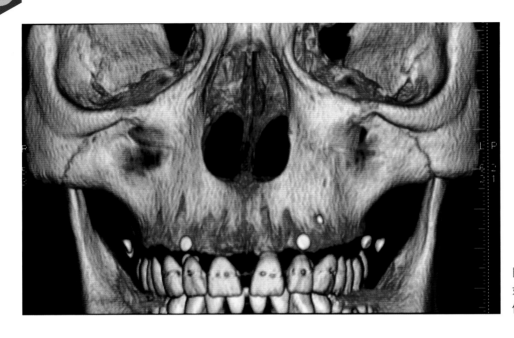

图2-11 三维重建可以更好地可视可用骨量和可用修复空间。

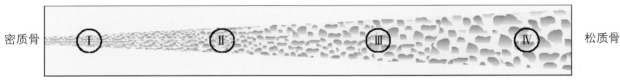

密质骨 Ⅰ Ⅱ Ⅲ Ⅳ 松质骨

图2-12 骨密度的梯度是从几乎完全缺失松质骨而有大量皮质骨，到几乎完全缺失皮质骨但有大量松质骨之间划分的。

定性分析（图2-12）：

- Ⅰ：剩余骨几乎完全由密质骨构成
- Ⅱ：厚层的密质骨包绕密集排列的骨小梁
- Ⅲ：薄层的密质骨包绕密集排列的骨小梁
- Ⅳ：非常薄的密质骨包绕疏松排列的骨小梁

初始分析是至关重要的，因为定量和定性信息可以指导手术方案（例如，两阶段手术、一阶段手术或即刻负重），且获得手术操作设计（例如，钻针的尺寸或双皮质骨定位）。

同样应关注预期种植体的长轴和其与剩余骨量的一致性。分析重建CT可以决定是否需要修改修复计划使之符合临床解剖实际情况。分析后选择种植体植入的最适合位置。在放射导板转化为手术导板前可以做任何修改。

种植设计

因为二维种植设计的局限显而易见，计算机辅助的三维定位显然更受欢迎。模拟软件用于复杂病例的设计有明显的优势，可以避免增加额外的临床步骤。然而，它也存在许多限制。它需要使用含有硫酸钡的放射导板来实现修复计划（Simplan, Materialise）或使用两次扫描方法（NobelGuide, Nobel Biocare）（图2-13）。临床医生使用特殊的软件将扫描数据直接转换或传送至数据处理中心，清除所有伪像并且发送含有信息的CD至临床医生用于病例设计。

这种类型的种植体影像可更好地可视解剖、手术和修复信息以及种植体的三维位置。

NobelGuide 方法

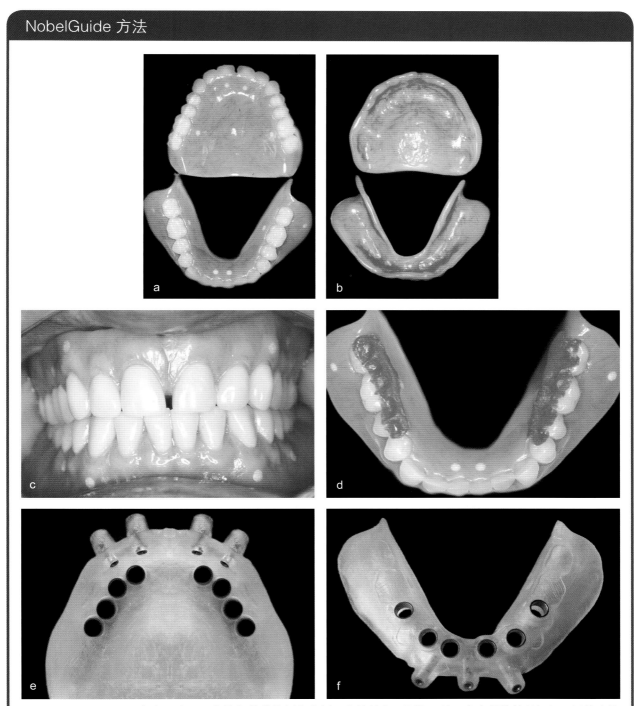

图2-13 NobelGuide方法。（a，b）修复体的外侧和内侧面完美整合且平衡，并且含有额外放射标记可以作为放射导板。（c，d）使用可移动的树脂导板重现咬合。（e，f）3D打印上颌和下颌手术导板。

与种植前设计不使用手术导板比较，这种类型的种植计划使设计的种植体位点与实际种植体位点更匹配，增加种植体长度和直径选择的可预见性，更好地预估解剖并发症。

NobelGuide 方法（续）

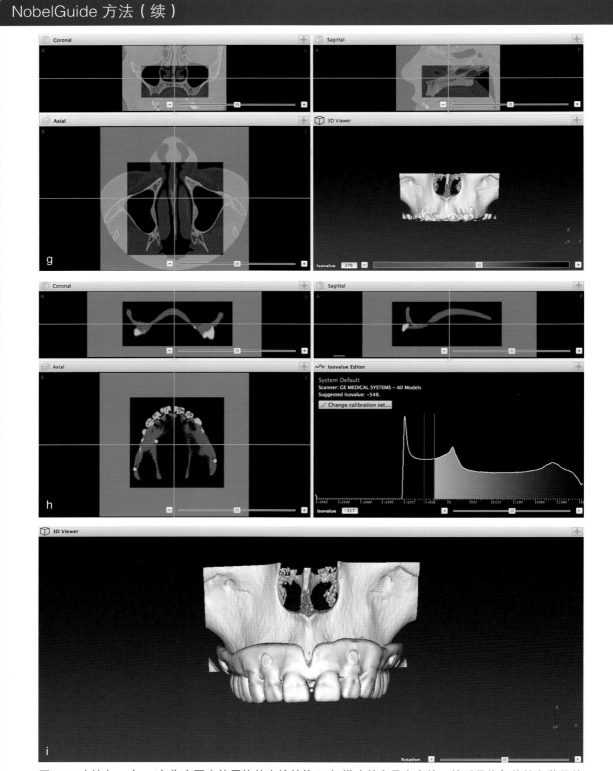

图2-13（续） （g~i）临床医生使用软件直接转换CT扫描（首先是患者的，然后是修复体的）获得的数据。使用放射标记叠加这两个扫描并且确定骨形态和修复计划。

NobelGuide 方法（续）

图2-13（续）　（j~n）该软件可以提供多种功能，包括其立体效果可以提供不同观看方法来更好地可视软组织和骨。（o）在修复计划的限制边界内种植体植入位置的设计很简单。（p）一旦确定了种植体位置，设计固位钉以确保手术中手术导板的稳定性。理想情况下，植入固位钉的长轴应与手术导板戴入的方向相反。

NobelGuide 方法（续）

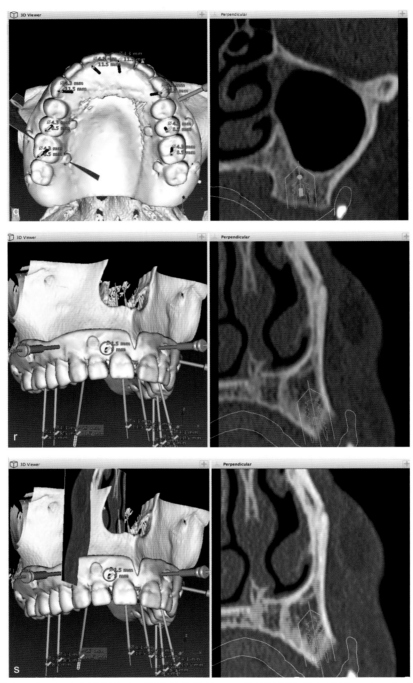

图2-13（续） （q）治疗计划包含8颗种植体的植入。种植计划与修复设计一致。（r）软件的选项包括种植体的移除、增加种植体的切面窗口、改变种植体的深度、种植体旋转、基台旋转和种植体型号的选择。（s）切面窗口可以显示CT扫描的Hu值来评估骨密度。

NobelGuide 方法（续）

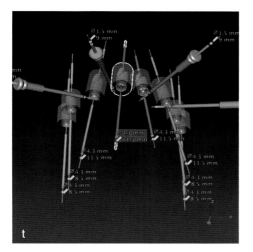

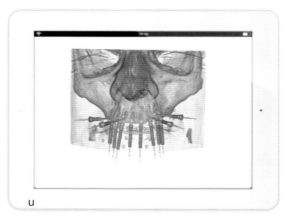

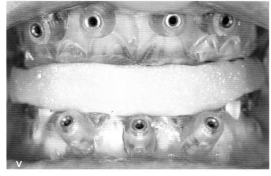

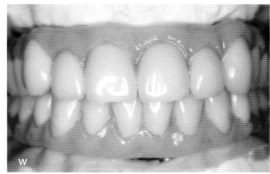

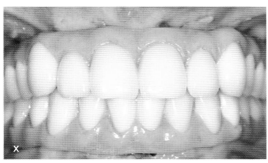

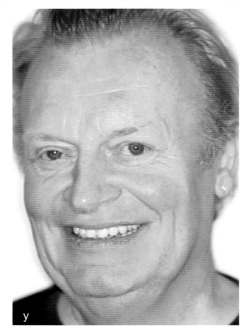

图2-13（续） （t）在设计的最后，必须确认所有元素之间没有干扰（例如种植体之间或种植体和固位钉之间）。移除所有的元素（例如患者模型、修复体和切面窗口）而仅显示种植体和固位钉。（u）NobelClinician Communicator iPad app（Nobel Biocare）可以使临床医生和患者一起评估治疗计划，帮助患者更好地理解建议的治疗方案。（v）使用咬合导板帮助上下颌导板定位。（w）在手术前制作含钛支架的Brånemark型修复体。（x）使用引导基台在手术后戴入修复体。咬合垂直距离与手术前确定的相同。（y）最终口外观证明了修复体的整体美学效果。

上颌不完全无牙颌患者的设计方案

印模

上颌不完全无牙颌病例中，余留牙的价值通常很低。牙松动明显很常见（通常与牙周病导致的牙间隙增大有关），取模过程中可能导致意外拔牙。为了避免意外拔牙，可填满牙间隙，在余留牙上涂凡士林油或覆盖锡箔纸，并且选用弹性印模材料，例如聚醚硫化物[3-4]。

前牙明显唇向倾斜的病例，使用不含前牙区的个别托盘可以有效避免上唇支撑的干扰；但是，接下来很难记录内陷的口轮匝肌。采用传统方法取后牙区印模，然后取出、检查并且再定位。通过注入聚醚，例如Orange Permadyne（3M Espe）[4]来记录前牙区的边缘封闭。

颌位关系记录

上颌不完全无牙颌病例主要的修复挑战是记录正确的颌位关系[4]，特别是中切牙交点的定位。事实上，存在余留牙时该点的定位不能通过模型验证，只能通过临床医生观察。定位该点相对现存中切牙交点的位置传达至技工室。可能出现5种情况：

1. 中切牙交点的位置相同。这是最简单的病例，在转移中没有困难。
2. 中切牙的交点横向移位。此时没有太大的困难，只需将该点与面部中线重新对齐，并且只有中切牙轴向是重要的。可以选择与中线对齐。
3. 余留牙磨耗导致中切牙的交点垂直向上移。必须制作硅橡胶导板延长前牙来评估修复体牙齿的切缘。
4. 中切牙的交点垂直向下移。这通常导致露龈笑。该点相对当前中切牙交点定位应上移，考虑移除组织的量来隐藏微笑时人工牙和天然牙龈间的过渡区。事实上，因为很难预估拔牙后即刻种植病例中的骨吸收，建议隐藏修复体和天然组织的交界以避免所有可以影响前牙美学的缺陷。
5. 中切牙的交点向前移位。牙周病通常导致前牙唇向倾斜。这种情况下，牙齿腭侧的硅橡胶导板可以帮助中切牙交点的正确定位。

这5种情况描述明显相对简单。这些问题可能同时出现，导致中切牙交点的定位更加复杂并且高度依赖临床医生的经验。

事实上，必须设置蜡堤侧面在前牙区平行于瞳孔连线并且在矢状面平行于鼻翼耳屏线。然后在前牙区后方添加硅橡胶并且使用Fox殆平面导板使其定位与蜡堤保持一致。中切牙的交点调整至预期的位置后在硅橡胶上标记，以保证工作模型在殆架转移面弓上的正确定位。图2-14介绍的病例说明了上颌不完全无牙颌患者取印模和颌位关系记录的过程。

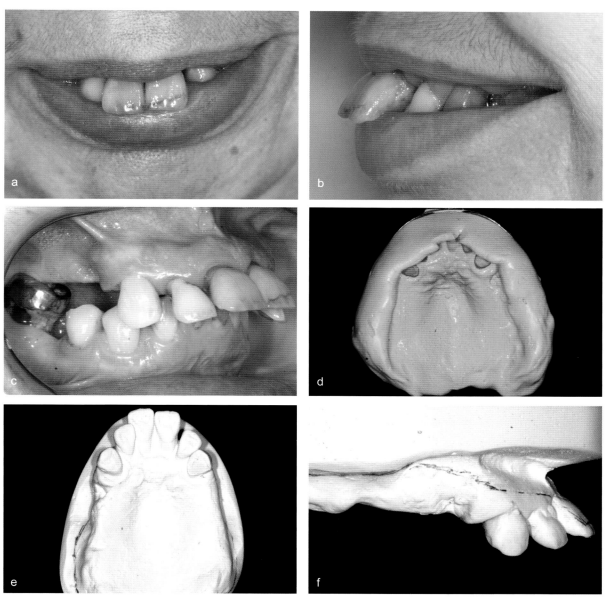

图2-14　上颌不完全无牙颌患者取印模和颌位关系记录的过程。（a）前牙唇向倾斜较差的条件使治疗变得复杂。（b）该临床情况主要的困难是记录软组织美学封闭和确定中切牙的交点。（c）对颌牙伸长导致咬合垂直距离丧失，增加了难度。（d）治疗开始使用藻酸盐取静止式初印模，尽可能多地记录组织支撑面。（e）通过初印模模型制作个别托盘。（f）定制托盘来处理严重唇向倾斜的切牙和尖牙。

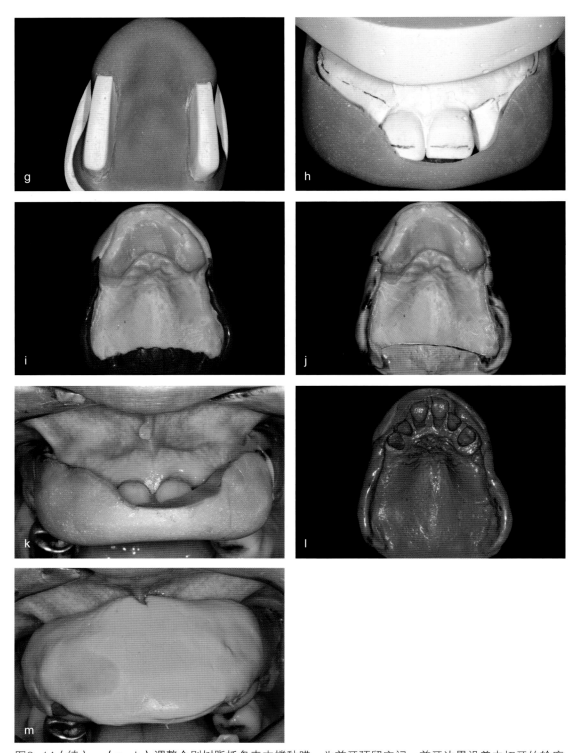

图2-14（续） （g，h）调整个别树脂托盘来支撑黏膜。为前牙预留空间。前牙边界沿着中切牙的轮廓但是不覆盖中切牙。严重的唇向倾斜可能导致前牙封闭记录的失真。（i）使用热塑性糊剂例如Kerr混合物首先记录外侧和后牙区封闭。（j）使用普通黏度的聚醚硅橡胶，例如Orange Permadyne取更精确的记录。（k，l）使用低黏度的聚醚橡胶，例如Blue Permadyne，完成组织面的记录。（m）印模在口内重新定位并且使用Orange Permadyne完成前牙软组织封闭的记录。

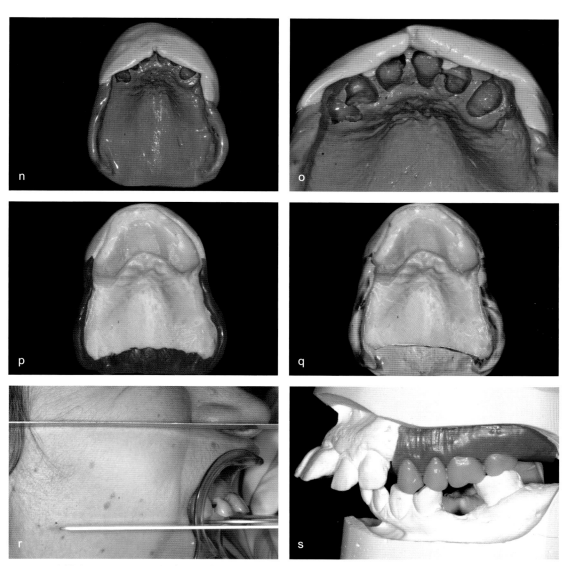

图2-14（续） （n，o）这种印模技术可以记录前牙美学区软组织封闭并且避免过度延伸或过厚。（p）制作工作模型，使用先前提到的相同方法制作殆托。（q）确定中切牙的交点并且在冠状面调整殆堤。（r）在矢状面调整殆堤。（s）预先制作后牙蜡型来验证颌位关系记录。

详细步骤

拔牙后即刻种植且不需大量骨修整的病例中，笔者使用一种改良的方法来制作手术导板[5-6]。与传统手术相比，对临床难度较大的病例使用手术导板有较大的帮助。可以更好地考虑修复目标；优化种植体的三维位置，这是这种类型手术的关键；合理利用上颌牙槽骨，确保未来种植体支持修复体的最佳位置；并且增加手术的可预见性。

1. 临床需求

上颌全口义齿即刻修复的病例中，患者必须双侧后牙区（如果可能包括磨牙和前磨牙）均无牙，且支持组织已准备好（所有组织已完全愈合）。该区域必须为放射导板和手术阶段的手术导板提供稳定的支撑（图2-15a）。因此，该后牙区对最后修复阶段的成功是至关重要的。记录必须尽可能地精确并且需要使用二次印模法。

2. 准备阶段

准备阶段的第一步，一次和二次印模与即刻总义齿的制作完全一致（图2-15b~e）。同样，必须使用后牙区的蜡型来记录颌位关系（图2-15f）。

3. 聚合装置和放射导板

通过确定好的后牙蜡型翻制聚合装置，用于制作放射导板。按照NobelGuide方法在聚合装置上添加至少6个放射标记。这些标记点必须位于不同平面，存在金属修复体的病例中的标记点必须与修复体保持一定的距离（图2-15g，h）。

完成初始扫描。患者佩戴放射导板且使用树脂咬合导板保持咬合状态。然后修改放射导板

来显示设计的种植体支持的修复体的特点。通过临床数据和CT扫描获得的数据修整二次模型（图2-15i~o）。根据以下参数修整模型：

- 临床数据，包括探诊深度、初始影像学检查和初始CT扫描获得的预设计
- 修复参数（例如，可用修复空间的减少）可能需要截骨术并且种植体需要植入更深来补偿骨吸收

放射导板在模型上重新定位，制作前牙区的蜡型并且固化且不改变初始放射标记任何位置；这可以使两个CT扫描重叠（图2-15p~r）。

完成的放射导板将用于二次CT扫描。若需要截骨时它可用于制作手术导板。收集两个CT扫描的医学数字化影像和信息（DICOM）文件并且通过Procera（Nobel Biocare）软件处理，制作包含患者数据和聚合装置的高清三维模型（图2-15s，t）。

4. 手术设计

手术设计遵守NobelGuide设计方案（图2-15u~x）。拔牙后即刻种植的优点：①更容易利用可用骨量并获得合适的修复体；②在准备阶段可确定选择种植体的尺寸（长度和直径），并且骨量的充分利用保证了初始稳定性的获得；③以修复为导向定位种植体，而不仅仅是可用骨量，这是即刻种植不使用导板时的最大挑战。

一旦确定了计划，结合设计和修复体的组织面数据在技工室3D打印手术导板。

5. 制作临时修复体

3D打印的手术导板首先用于获得工作模型，与手术导板一起上𬌗架（图2-15y）。

使用导板基台（Nobel Biocare）制作临时

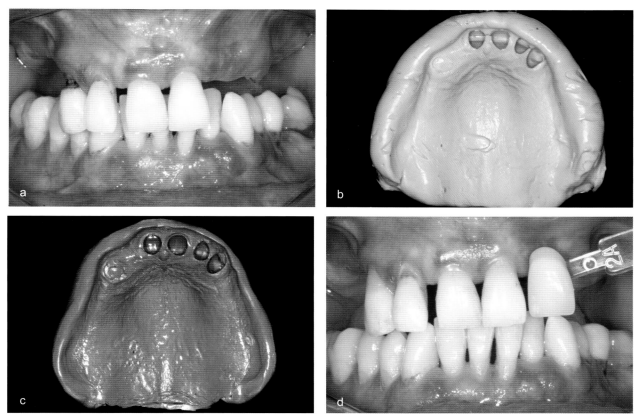

图2-15 （a）Ken氏 I 类上颌部分无牙颌满足即刻种植的第一临床要求。（b）藻酸盐取初印模。（c）Permlastic Light（Kerr）取二次功能印模。（d）参考余留牙比色。

修复体，其为即刻负重中临床修复阶段基台的复制品。首先制作蜡型，然后制作修复体。完成修复体的制作、抛光和手术导板以及三维立体模型一起送到临床，通过树脂咬合记录来检验手术导板的正确定位（图2-15z～gg）。

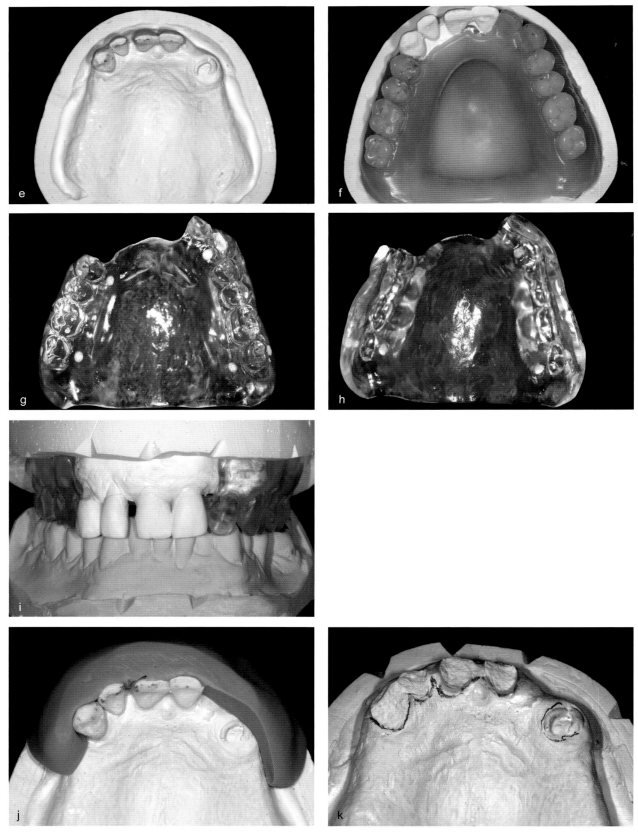

图2-15（续）　（e）使用二次印模灌注工作模型。（f）预先制作后牙蜡型来记录颌位关系。（g，h）翻制聚合装置的内侧和外侧观，在牙齿上放置阻射标记。（i）放射导板处于咬合状态完成初始CT扫描。然后在二次模型上重新定位，并且转化成完整的导板，为未来种植体支持的修复体转移最终修复体所需所有形态的特点。（j，k）基于临床观察和修复需求获得的数据调整二次模型。

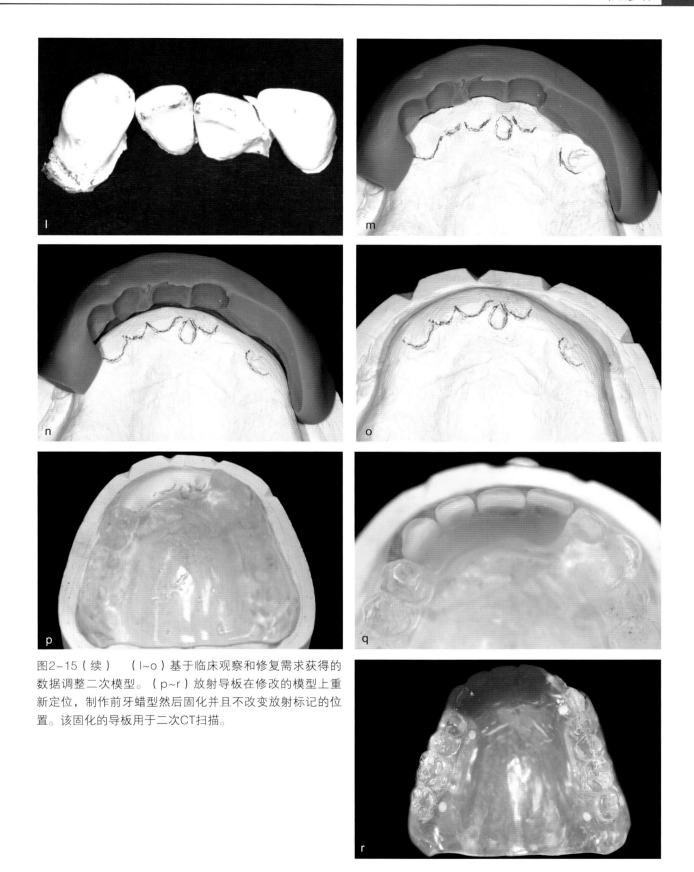

图2-15（续）（l~o）基于临床观察和修复需求获得的数据调整二次模型。（p~r）放射导板在修改的模型上重新定位，制作前牙蜡型然后固化并且不改变放射标记的位置。该固化的导板用于二次CT扫描。

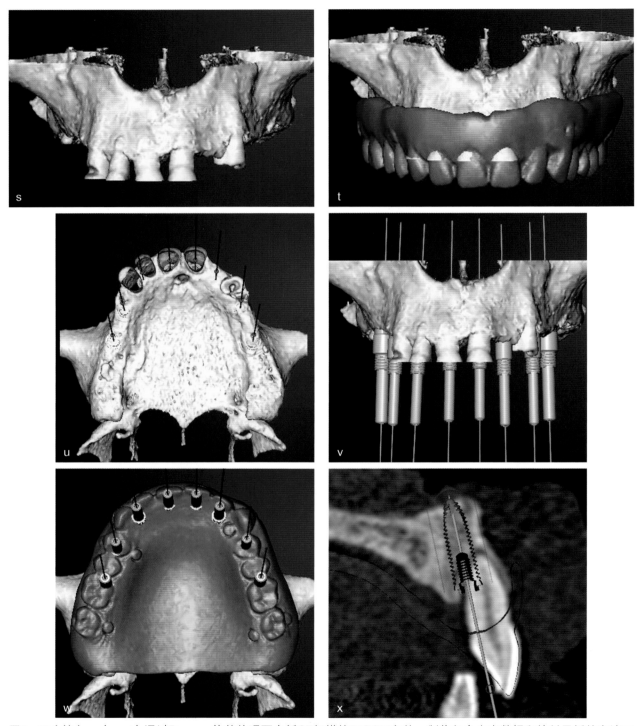

图2-15（续）　（s，t）通过Procera软件处理两个新CT扫描的DICOM文件，制作包含患者数据和放射导板的高清三维模型。（u~x）手术设计遵循NobelGuide方案。计算机引导的即刻种植手术是以修复为导向确保种植体的三维位置，而不仅是以剩余骨量为导向。

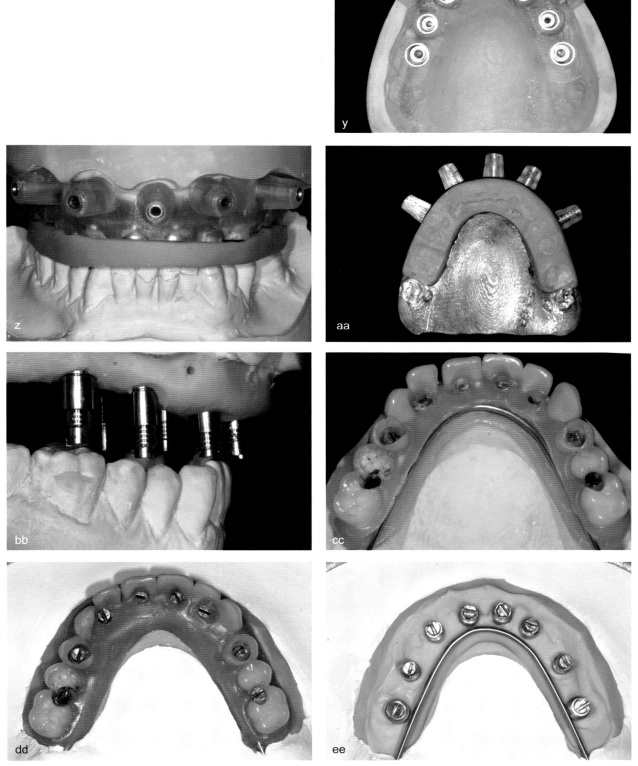

图2-15（续） （y）首先使用3D打印手术导板制作工作模型，与手术导板同时上𬌗架。（z，aa）制作树脂咬合记录。（bb~ee）在导板基台周围制作蜡型，然后制作修复体。

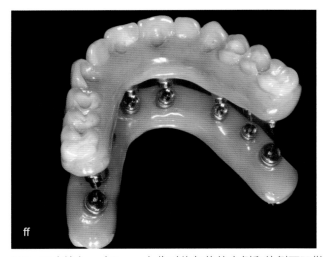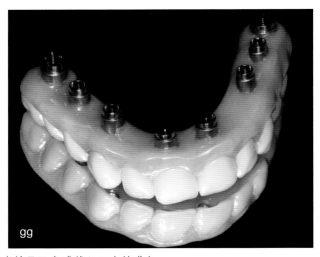

图2-15（续） （ff，gg）临时修复体的内侧和外侧面已抛光并且已完成戴入口内的准备。

总结

该章节的信息将对临床医生有以下帮助：

- 确定诊断，告知患者可能的治疗方案，获得最精确的治疗计划，保证准确的知情同意（表2-3）
- 因为关键的准备步骤和对患者修复体使用的保证，对随后的治疗阶段有整体的控制：
  - 确定修复体的咬合设计、预期的美学和功能
  - 预期修复设计与种植体的位置一致
  - 选择手术方案：同期或分期手术，即刻或早期负重

这些关键点有利于临床医生获得长期满意的结果。相反，跳过准备阶段会陷入常见的陷阱：

- 种植体定位与修复体咬合设计的不匹配，导致许多生物力学、功能和美学并发症
- 治疗开始到不可逆阶段无法保证种植治疗的可行性（例如，拔牙）

跳过准备阶段通常可能导致手术和修复费用的增加，修复长期预后的下降，增加与患者冲突的可能性。

总结治疗方法时，可以发现不同手术和修复方案中，准备阶段是相同的。因此，在该准备阶段的最后，应该告知患者：

- 种植方案
- 修复方案
- 可以完成的手术方案
- 分析整体治疗的费用
- 可预期的失败
- 治疗计划的主要阶段

表2-3	知情同意的关键方面

- 讨论已选择的修复治疗计划；确定优缺点
- 告知可替换的治疗方案
- 尽可能准确地提供治疗安排，包括手术和修复阶段
- 清楚告知关于手术和修复阶段信息及患者的保险或社会保障福利可以报销的部分费用
- 健康风险、时间和费用导致手术失败的后果

表2-4	手术和修复阶段

手术阶段
- 转化放射导板为手术导板
- 种植体植入
- 临时修复或即刻负重

修复阶段
- 印模
- 试戴
- 戴入
- 随访

在准备阶段的最后，确定治疗计划并且征得患者同意。然后可以开始手术阶段（表2-4）。修复医生虽然不参加手术，但必须与手术医生密切合作。转化放射导板为手术导板，然后植入种植体。与患者一起选择手术方案，告知患者，临床情况需要时，临床医生有选择标准方案的权利。

同样，如果设计的是即刻修复，告知患者，手术过程中临床医生判断种植体初期稳定性不足时，不能进行种植的即刻负重。

修复体类型决定不同的修复步骤，但是所有病例中方案大致相同（表2-4）：

- 取模时使用导板，使种植替代体精确定位
- 确定种植体支持结构的被动就位
- 根据牙列的位置制作支架

为此，必须记录和确定额外的信息，这些步骤将在接下来的章节中详细介绍。

参考文献

[1] Sato Y, Tsuga K, Akagawa Y, Tenma H. A method for quantifying complete denture quality. J Prosthet Dent 1998;80:52–57.
[2] Albrektsson T, Zarb GA. The Brånemark Osseointegrated Implant. Chicago: Quintessence, 1989.
[3] Jacobs R, Adriansens A, Verstreken K, Suetens P, van Steenberghe D. Predictability of a three-dimensional planning system for oral implant surgery. Dentomaxillofac Radiol 1999;28:105–111.
[4] Pompignoli M, Postaire M, Raux D. La prothèse complète immédiate. Paris: Quintessence, 2004.
[5] Dada K, Postaire M, Daas M, Castelnaud F, Raux D. Extraction-implantation et NobelGuide. Proposition d'un protocole. Titane 2006;3(3):21–35.
[6] Daas M, Dada K, Postaire M, Vicaud F, Raux D, Brutus V. Les traitements implantaires avec NobelGuide. Paris: Quintessence, 2007.

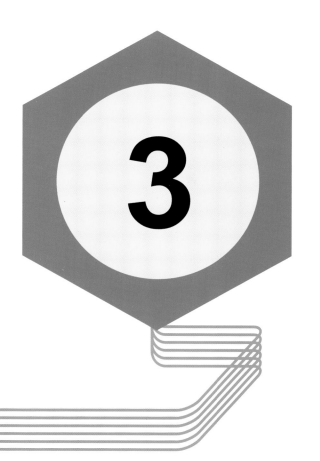

种植适应证
Implant Indications

众所周知，在上颌骨植入种植体比在下颌骨更复杂，主要原因为以下两点：

1. 上颌骨骨密度一般低于下颌骨。外科医生必须采用最佳的手术方式，才能获得最大的初期稳定性。
2. 上颌种植修复最重要的是美学的恢复，种植体的方向一定不能影响最终效果。

分类

在进行上颌无牙颌的种植手术之前，最关键的是对上颌骨骨吸收的分析，因为这将决定治疗方法的选择。Bedrossian等[1]的定量分析显示，无牙颌的上颌骨被分为四大类，并且与种植的适应证密切相关（图3-1）。

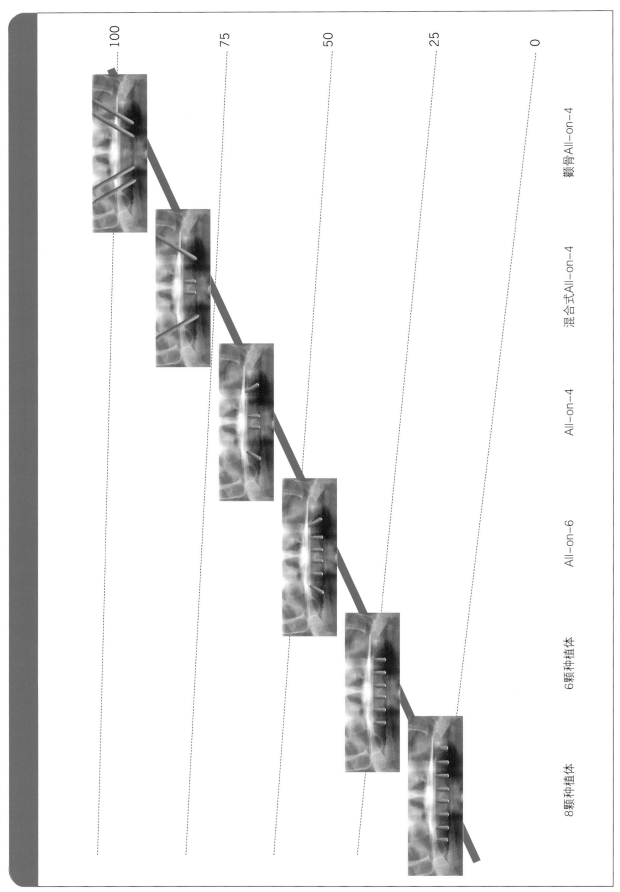

图3-1 基于骨吸收量的种植体适应证分类。

手术方式的选择

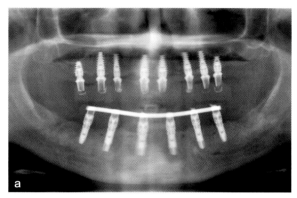
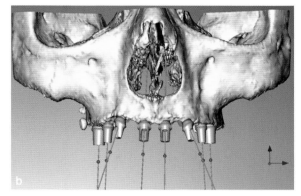
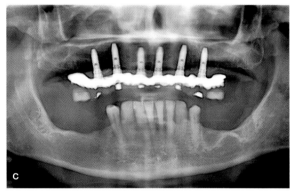
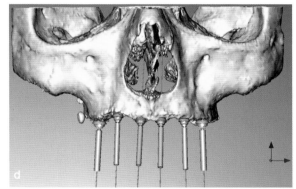

图3-2　基于骨吸收量的种植手术方式的选择（Bedrossian等[1] 的分类）。（a，b）Ⅰ类：可以植入8颗种植体；选择8颗还是6颗种植体取决于牙弓的可用空间、对颌天然牙的情况以及患者的咀嚼能力。（c，d）Ⅱa类：可以垂直植入6颗种植体。

- Ⅰ类：磨牙区有足够骨量的患者，植入种植体的数目（6颗或者8颗）也取决于患者的咀嚼能力。存在丰富骨量显示了上颌牙弓的吸收率。临床医生需要注意可用的修复空间，此类患者的可用修复空间通常较小（图3-2a，b）

- Ⅱ类：前磨牙区有足够骨量的患者。这是最常见的可以直接植入4~6颗种植体而不需要植骨的情况。基于缺牙区的近远中距离以及上颌窦的气化情况可以将手术方式分为3个亚类：

  ◦ Ⅱa类：6颗垂直的种植体（图3-2c，

d）

  ◦ Ⅱb类：植入6颗种植体，其中远中两颗沿上颌窦前壁倾斜植入（图3-2e，f）

  ◦ Ⅱc类：应用All-on-4[2]治疗方案(图3-2g，h）

- Ⅲ类：只有在尖牙之间有充足骨量的患者，通常可以植入两颗种植体，两种可行的手术方案是：

  ◦ 双侧上颌窦底提升。支持修复体的种植体数目直接取决于患者的咀嚼能力和必须承担的机械应力

  ◦ 使用颧骨种植体而不需要植骨。应用上

手术方式的选择（续）

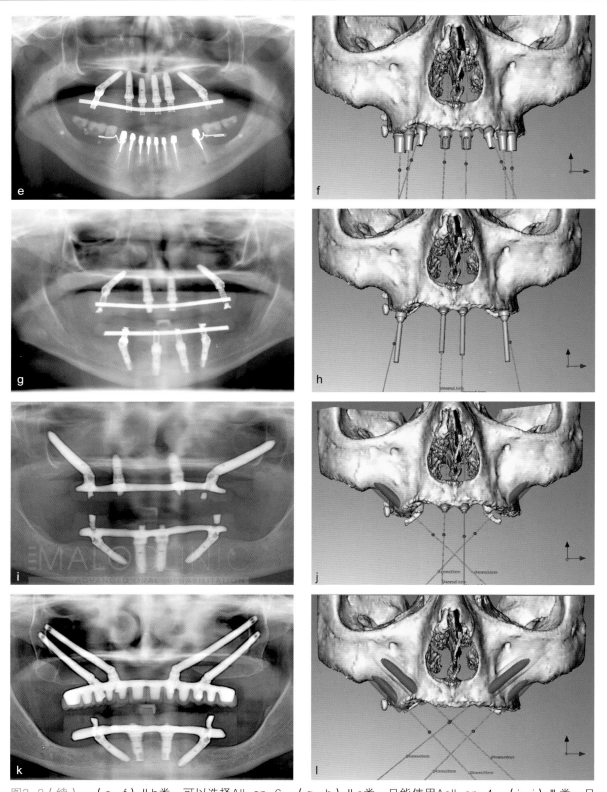

图3-2（续）　（e，f）Ⅱb类：可以选择All-on-6。（g，h）Ⅱc类：只能使用Aall-on-4。（i，j）Ⅲ类：只有上颌前牙区有足够的骨量固定种植体，但可以从颧骨得到额外的支持力来使用混合式All-on-4（由P. Maló发明的手术方式）。（k，l）Ⅳ类：上颌骨完全不能提供固位力；完全以颧骨固位的All-on-43（由P. Maló发明的手术方式）。

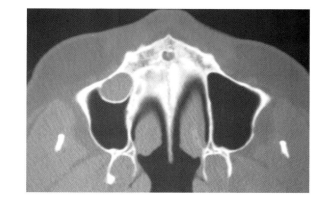

图3-3　该患者在种植术前的CT检查中发现存在牙源性的上颌窦囊肿。

颌骨和颧骨混合式固位的种植手术方式（图3-2i，j）

- IV类：上颌骨完全没有足够骨量的患者。对于这些患者，有两种手术方案：
  - 双侧上颌窦底提升与上颌前牙区的骨移植
  - 植入4颗颧骨种植体来支撑整个修复体[3]（图3-2k，l）

确定解剖风险

当考虑种植时，上颌骨从前到后可分为3个主要区域：

1. 位于鼻腔下的上颌前牙区。
2. 尖牙和上颌窦区。
3. 翼腭区（这个区域并不是特别适合植入种植体）。

Renouard和Tulasne[4]把种植手术存在的解剖风险分为4类。

I型风险

I型风险为术中可能会损伤相关解剖结构，使治疗更复杂，但并没有临床后果。在上颌骨，

I型风险是最主要风险。它主要包括鼻腭管、鼻黏膜、切牙管以及上颌窦黏膜的穿孔。这些损伤可能没有临床后果，并且普通的出血可能随着种植体的植入而停止。鼻出血也可能与鼻腔及鼻窦穿孔有关，但通常很容易控制。

应强调的是，双皮质骨固定可以大大提高种植体的初期稳定性并且也是即刻负重的关键，但它需要一定的术前和围手术期准备。此外，外科手术的发展（例如，不适合种植的低骨密度植骨床）、种植体表面新处理技术的出现、种植方案的改进减少了额外种植位点的需要。

II型风险

II型风险是由于空腔状解剖结构的存在导致骨整合失败。在上颌骨，有3个空腔状解剖结构：①鼻腔，涉及双皮质固定的研究；②粗大的鼻腭管；③上颌窦。骨整合失败的风险主要取决于空腔内种植体的实际大小，穿孔很小且不存在任何相关病理改变的病例中，骨整合失败的风险很低。

还应当指出的是，如果存在相关病理学疾病（例如，慢性鼻窦炎），可能会发生III型风险，这时我们需要取出种植体来解除危险。所以详细的术前评估是非常重要的（图3-3和图3-4）。

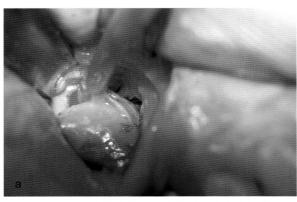 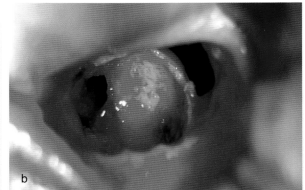

图3-4 （a，b）摘除囊肿是种植手术的先决条件。通常使用颊侧开窗的手术方式。

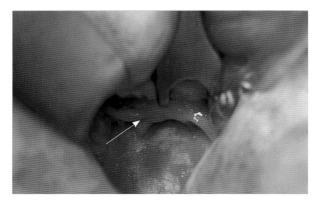

图3-5 可见眶下神经蒂（箭头）。在不确定手术区域血管神经蒂走行的情况下，仔细地分离是避免损伤最好的办法。

Ⅲ型风险

Ⅲ型风险是手术引起一个暂时或永久的不适。在上颌骨，Ⅲ型风险包括损伤眶下神经蒂而引起的颧骨、上唇、前牙区以及尖牙区的麻木。除了存在严重骨吸收或者因为外科手术创伤造成的特殊解剖结构的病例外[5]，不使用颧骨种植体时，几乎没有损伤眶下神经的风险。

在部分临床病例中，眶下神经蒂非常接近手术区，避免损伤的最好方法是小心地分离，使它完全暴露(图3-5）。

Ⅳ型风险

Ⅳ型风险是种植体植入位置与术前设计不符导致的损伤。Ⅳ型风险主要是颧骨种植体植入角度错误造成的。

当皮瓣不能覆盖眶骨边缘及颧骨颞边缘时，可能发生的最严重并发症是眶底骨折。颧骨外侧的穿孔会引起颞颧缝的炎症，从而导致颧骨血管的舒缩症状。

颧骨处的种植手术必须由熟悉解剖结构、经验丰富的临床医生执行（见第6章）。

手术方法的选择

临床医生正在为满足患者舒适要求的同时减少治疗时间而努力。但是，我们必须牢记的是种植修复治疗的主要目的是为患者提供最可靠的治疗方法。不屈从于现有的趋势和时尚。从种植手术和后期的修复治疗中我们发现，常规的治疗技术是最可靠的。只有当患者符合相关适应证，且已被告知新的治疗方法（例如，即刻负重、即刻种植以及不翻瓣手术）及其风险，患者知情同意后才可使用新的种植修复方式。

种植类型的选择

无论采用什么手术方法治疗上颌无牙颌的患者，它的成功很大程度上取决于种植体的初期稳定性。

种植体的稳定性主要取决于3个主要因素：

1. **骨密度**。 术前的影像学检查可预先分析该因素，根据其结果选择适合的手术方法，（例如，低骨密度处应用骨挤压的方式制备或者在高骨密度处应用反向攻丝，防止术后过度的骨压缩）。但是，上颌无牙颌的骨密度通常较低，这使一些手术变得复杂，例如即刻负重或即刻种植。

2. **手术技术**。为了获得良好的初期稳定性以及避免种植体承受过度的应力，最后扩孔钻直径的选择必须与骨密度相协调。因此，在最初的扩孔程序时对密质骨触感的判断是至关重要的。

3. **种植设计**。这是上颌无牙颌种植修复治疗成功的关键。本书中所有的种植手术均在术前设计的指导下完成，即使骨条件差的情况均保证了良好的初期稳定性（表3-1）。重要的是，种植体可以很好地与种植窝相适应，并且能够适当压迫种植窝周围的骨组织。

获得良好的初期稳定性是种植体骨整合成功的关键；这确保了手术时获得的机械稳定性转化为生物稳定性。

同期和分期手术

根据文献报道，关于同期还是分期手术的争论似乎已经不再是重点。

事实上，现在有证据表明，两者的结果并没有太大区别。

对于上颌无牙颌，分期手术方案的选择会产生并发症：在使用可摘过渡义齿修复期间，因为临床医生没有在种植体植入位点做缓冲，所以潜入式种植体所受应力难以控制。这将导致种植体暴露，引起种植体周围骨吸收。两阶段手术方案应与需要骨移植和/或引导骨再生联合应用治疗。在其他的情况下，最好使用同期手术。

即刻负重以及延期负重

直到21世纪初，由于缺乏标准的手术和修复方案，很少考虑上颌即刻负重。尽管该治疗频繁地用于下颌，上颌即刻负重仅用于专业的团队。然而，上颌即刻负重能真正满足患者和临床医生的需求。

在即刻负重时，临时义齿的应力传导更易控制，但传递给每颗种植体的应力仍是不可忽略的，这是引起牙龈并发症与种植体周围骨吸收的主要原因。

此外，临时修复体可以更好地引导软组织成形。因此，软组织成形后将更容易制作永久修复体。迅速地恢复到正常的生活和工作中去。

如今，上颌无牙颌的即刻修复已经是一种常见的治疗方法，甚至成为无牙颌患者治疗的金标准。上颌无牙颌的即刻负重的广泛应用是手术程序标准化的直接结果。根据上颌吸收程度选择合适的手术方式简化了操作流程，表现为减少植入种植体的数目，从而简化了修复体的制作。

再次强调，上颌无牙颌即刻负重修复的关键因素是种植体的初期稳定性。我们都知道，

表3-1	上颌无牙颌种植体的选择

上颌无牙颌即刻修复时种植体的选择，需要考虑以下几个因素：

专家们认为，应该选择对种植体周围骨组织有挤压作用的种植体，从而获得较高的初期稳定性。在低密度的上颌骨种植术中，种植体对周围骨组织的挤压功能很关键。此外，专家们更喜欢能灵活地与外部连接的种植体。因为每毫米骨对种植体的固定都是很重要的，所以外六角结构是必不可少的。与内部连接的种植体不同，种植体螺纹一直延续到其颈部，以确保在复杂病例情况下剩余骨得到最佳利用（如严重的骨吸收，沿上颌窦前壁放置有角度的种植体，放置短种植体以及可用骨量很少的即刻种植）。在骨量有限的情况下，通常建议使用混合义齿修复或者使用Brånemark型义齿修复。

专家们还会使用内部连接处颈部缩窄的种植体，从而增加种植体颈部骨量。当这种设计与平台转移设计相结合时，它可以使种植体周围组织更牢固。当需要恢复吸收很少的美学区域或当种植修复体与软组织之间的交界处因修复体对周围黏膜的影响，而有间隙或使用常规固定义齿修复时，此特征是必不可少的。此外，它也可用于根尖骨量或牙槽骨体积完好时的即刻种植。在这些情况下，骨吸收是有限的（天然牙仍然存在），重要的是要尝试使用传统的修复设计以及植入可以确保最佳美学效果的种植体。

对于颧骨种植体，专家们建议使用的种植体需要符合两个不同密度的区域：低密度的上颌骨和高密度的颧骨。这使得临床医生可以在不损伤上颌骨的情况下制备颧骨，并容易得到较高初期稳定性。但是，除非种植体可处理两种骨密度，否则柱形设计和固有风险"旋转"使得颧骨种植体在制备不充分的情况下很难固位。此外，寻找颧骨种植体在骨外部分的光滑区域，从而使软组织与倾斜基台更好地结合，促进了一个更好的情况出现。

本书中介绍的临床病例，专家们大多使用NobelSpeedy和NobelActive（Nobel Biocare）种植体（见下左、中图）。第6章描述了仍在发展中的在颧骨种植术使用的叫作Speedy Zygoma[3]的种植体（见下右图）。

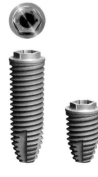 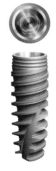 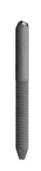

35N·cm的植入扭矩是允许早期或即刻负重的关键。此外，即刻负重必须是修复体与种植体被动就位。即刻负重过程中获得良好骨整合的关键是避免运动时种植体和骨界面之间的移位＞100μm[5]。

为了实现这种被动就位，有很多方法：使用诊断蜡型制作临时义齿，将可摘义齿改为临时义齿，手术当天取模或直接在口内重衬义齿，使用临时粘接义齿或者螺丝固位的临时义齿。这些方法在第4章有详细分析。

翻瓣或者不翻瓣手术

植入种植体时无切口或不翻瓣是很有吸引力的手术技术，与常规技术相比，优点直接关系到手术愈合和术后随访的改进。不翻瓣手术有许多优点：

- 愈合迅速。皮质骨的愈合主要由骨膜血管化。保持其完整性可以使牙槽嵴更快地愈合，从而减少骨吸收
- 感染风险降低。皮瓣无初期暴露及手术位点无污染，使感染风险降低
- 出血风险减少。这是最关键的一点，对于经常使用抗凝药物的患者，这是当前大家达成共识的治疗方案

尽管有很多优点且操作简单，对于没有经验的医生很有吸引力，但不翻瓣手术也有一些局限和不足应该考虑：

- 不能看到黏膜下骨组织。这导致种植体定向困难，当缺少牙槽嵴长轴的评估或存在颊侧骨凹陷时，种植体的尖端穿出皮质骨的风险很高
- 软组织环切技术的使用将加剧角化组织的不足。在这种情况下，建议使用翻瓣的手术方式，以避免后续种植体周围软组织移植的需要
- 局部骨缺损不能修复
- 修复前牙槽嵴修整不能完成
- 当种植体是沿上颌窦前壁有角度植入时，窦腔前壁是不可预测的，使种植体的位置难以预料
- 这种手术技术对手术者要求较高，需要长时间的学习

所有这些限制导致专家们不建议对无牙颌患者使用不翻瓣的手术治疗；治疗的成功取决于对解剖情况与修复治疗计划之间的协调。必须仔细分析解剖情况，以确保最终的恢复能满足患者的需求。

当进行不翻瓣手术时，最关键的是获得符合手术计划的3D打印手术导板。图3-6介绍了翻瓣手术的病例。

高位皮瓣的种植手术

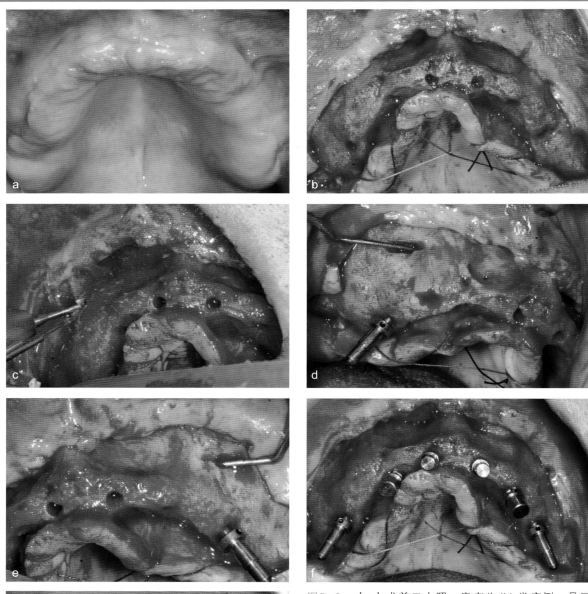

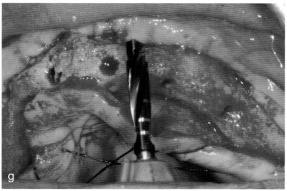

图3-6 （a）术前口内照。患者为Ⅱb类病例，骨量充足，黏膜生物型为厚型；可以尝试不翻瓣手术。（b）在CT扫描分析后，发现在不翻瓣的情况下颊侧皮质骨很可能穿孔，因此决定采用翻瓣手术。上颌窦的大小和上颌窦前壁的位置决定了远端两颗种植体植入角度。（c）使用球钻开一小窗口来确定上颌窦前壁的位置。（d）根据后期修复方案沿上颌窦前壁最大角度定向。注意上颌前牙区的骨凹陷。（e）左侧的过程与右侧相同。（f）在手术过程中，放置方向杆定向。（g）按照步骤扩孔以保证较高的初期稳定性。

高位皮瓣的种植手术（续）

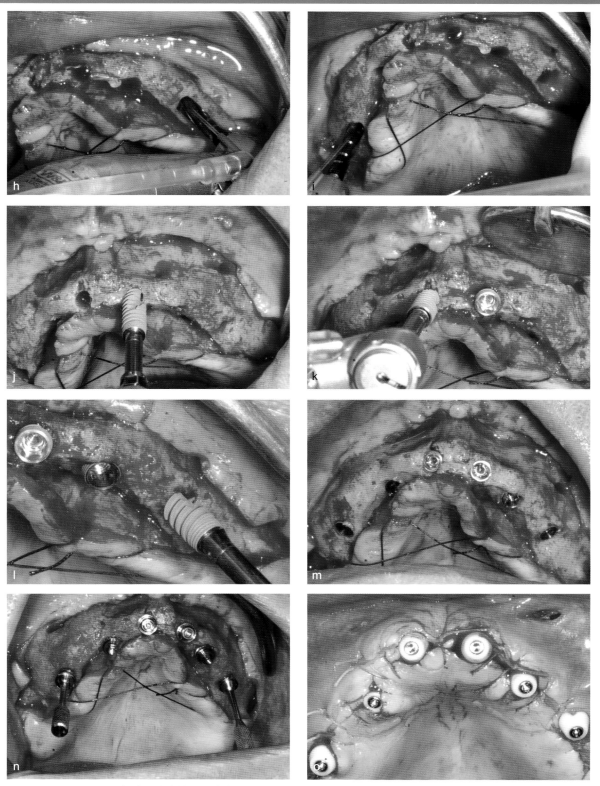

图3-6（续） （h，i）特别注意的是左右侧植入倾斜种植体时应保持扩孔钻的长轴一致。（j）对于骨密度低的患者选择NobelActive 的种植体（Nobel Biocare）。（k）植入种植体的口内观。（l）顶端的刃状结构使其在植入过程中可以改变方向，所以在植入种植体的过程中必须严格保持植入角度。（m）植入6颗种植体后的口内观。（n）缝合前放置复合基台，远中两颗种植体放置30°角度的复合基台。（o）放置愈合帽，严密缝合，开始修复。

高位皮瓣的种植手术（续）

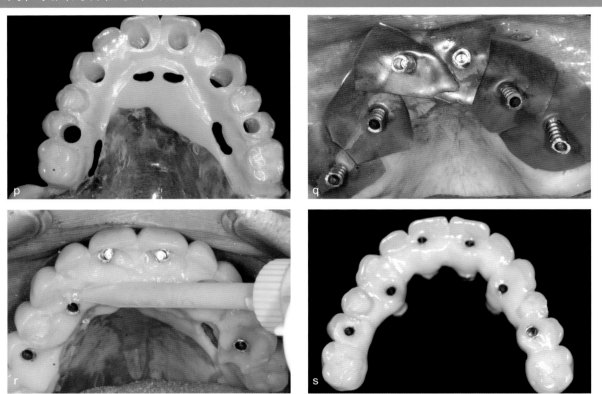

图3-6（续）　（p）术前制作的临时义齿；它指导了种植体的定位，并与临时基台和复合基台连接。（q）橡皮障放置在临时基台周围以保护伤口。（r）临时义齿与临时基台通过树脂固定。（s）义齿制作完成，准备戴牙。

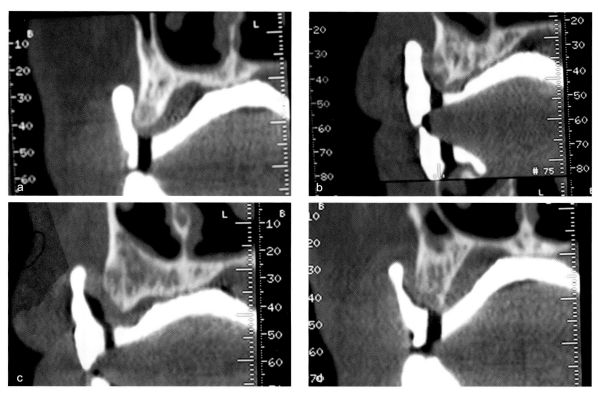

图3-7 （a~d）使用放射线进行种植术前评估，术前用临时义齿制作放射导板。此外，导板内侧的黏膜厚度可以消除。在Ⅱc类病例中植入4颗种植体。

传统导板

计算机辅助外科无牙颌患者的种植修复治疗最大的挑战是，确保将设计的数据准确地转移至手术阶段。尽管在种植过程中使用手术导板为种植定位定向，但可靠性仍是相对的。与单颗牙缺失或者牙列缺损不同，牙列缺失缺少支撑。

这种情况下，手术区导板内侧必须适当调磨，其固定应不受翻瓣影响。此外，种植位点的对颌牙必须降低高度，以免妨碍手术操作。

翻瓣手术不干扰定位导板，需要注意以下几个难点。只有临时修复体处于压力状态下制作的手术导板，在手术过程中才能稳定，并应去除翻瓣设计影响的区域。在咬合状态放置导板来确保定位。图3-7是Ⅱc类病例，使用手术导板植入4颗种植体。

多项研究[6-9]是先在模拟软件中模拟植入种植体，之后按照模拟位点植入种植体，然后对结果进行对比。结果显示，角度偏差约为10°并且在种植体颈部和根部的偏差分别为1.4mm和1.9mm（表3-2）。应该注意的是，这些均为体外研究，而在临床工作中发生失误的概率会大大增加。此外，与单颗牙缺失或者牙列缺损不同，牙列缺失完全无牙支撑。

计算机设计和计算机辅助种植手术在这样的背景下首次开发。

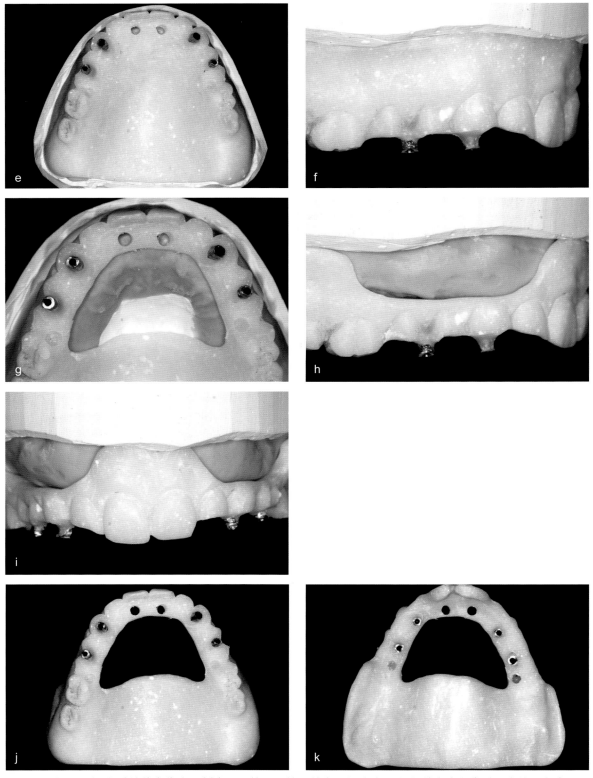

图3-7（续）　（e）种植体定位在两侧尖牙和第一、第二前磨牙间隙处。（f）首先降低临时义齿的牙高度，以免妨碍钻头的通过。（g）调整腭侧大小，允许导板正确地定位并且避免翻瓣干扰。（h）同时去除临时义齿上可能会干扰种植体就位的区域。（i）保留前牙支持：它可以保证导板放置在口内后与磨牙有咬合，从而确保正确定位。（j，k）导板组织面和咬合面情况。

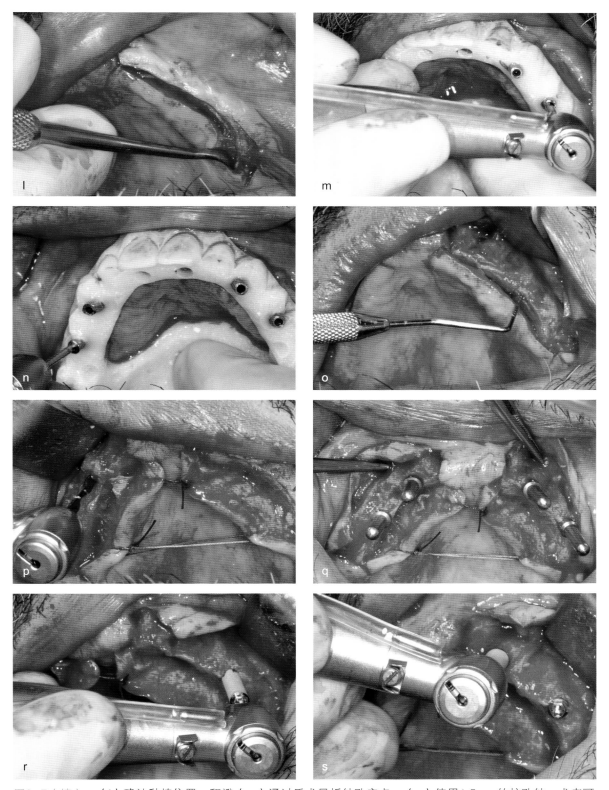

图3-7（续）　（l）确认种植位置，翻瓣（m）通过手术导板钻孔定点。（n）使用1.5mm的扩孔钻，术者可以根据解剖条件改变方向。（o）确定预期方向。（p）常规方式进行扩孔。（q）术中使用方向杆确定方向。（r，s）植入种植体。

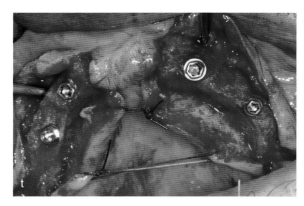

图3-7（续） （t）术后口内观。

表3-2	常规手术的准确度						
		与预期位置的偏差					
术者	手术类型	颈部 (mm)	根部 (mm)	角度 (°)	垂直 (mm)	MD (mm)	BL (mm)
Sarment等[6]	颌骨 传统导板 / 放射导板	1.5	2.1	—	—	—	—
Hoffman等[7]	颌骨 112 例自由手 / 全程导板	—	—	11.2	1.1	—	—
Brief等[8]	颌骨 传统导板 / 全程导板	1.35	1.62	—	—	—	—
Kramer等[9]	颌骨 传统导板 / 全程导板	—	—	6.45	—	0.73	0.68
总平均值		1.4	1.9	10.5	1.04	0.73	0.68

MD：近远中；BL：颊舌

三维手术导板的出现可以解决传统导板的不足。这项技术是种植治疗的新概念，使复杂病例的成功率增加。基于计算机的术前设计，医生制作的手术导板可以包含所有的模拟数据（图3-8）。这些导板可以是骨支持式或黏膜支持式。无论是哪种支持方式，它们都有由外科医生选择的钻孔顺序相对应的定位孔。

三维手术导板技术采用最先进的快速成形工艺，通过添加材料层逐层完成制备。这种技术也被认为是三维（3D）打印，像一个3D复印机或装置制作3D截图。该方法的原料为可以通过紫外激光硬化的有机单体聚合的液体。当激光束照入液体树脂时，它将呈现三维模型。

三维计算机辅助设计与三维手术导板技术的使用可以减少常规导板的误差。一些研究[6,10-13]表明，该方法的种植体颈部和尖端的平均偏差分

放射导板引导手术

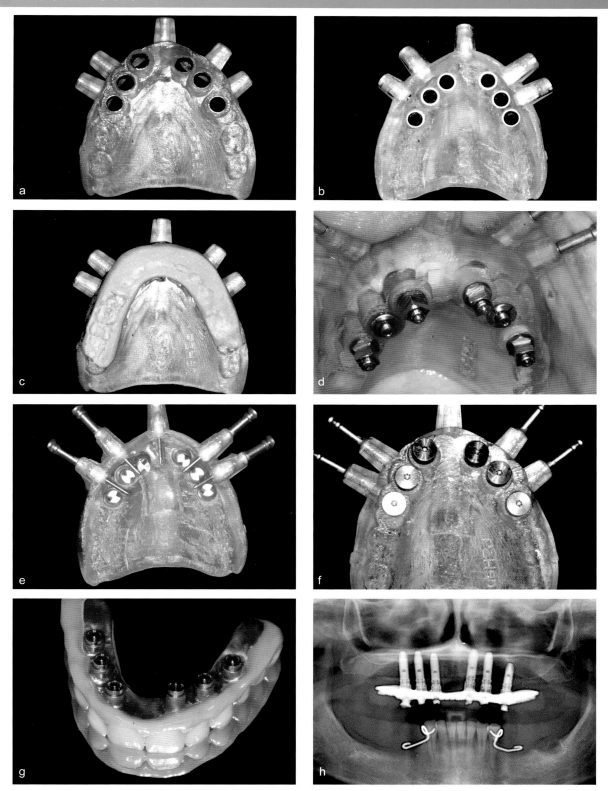

图3-8　（a，b）在这例 Ⅱa病例中，放射导板的设计结合了术前软件虚拟设计和临时义齿的数据。（c）整个手术过程中均通过一个硬性的咬合记录进行严格的咬合控制。（d）手术中导板定位的口内观。（e，f）该导板可用于手术前制造临时义齿或永久义齿。（g，h）义齿种类的选择；图中为钛支架的全瓷种植修复桥（Nobel Biocare）。导板的使用使戴牙很容易（Nobel Biocare）。

表3-3	使用导板手术的准确度		术前模拟和预期结果之间的误差 (mm)	
术者	手术类型	种植体数目（颗）	尖端	颈部
Besimo等[10]	预期	76	0.6（上颌） 0.3（下颌）	—
Naitoh 等[11]	预期	21	—	0.3
Sarment 等[6]	预期	25	1.0	0.9
Tardieu 等[12]	临床病例	5	—	0.41
Di Giacomo 等[13]	回顾	21	2.99	1.45
总平均值			0.96	0.85

不翻瓣种植术

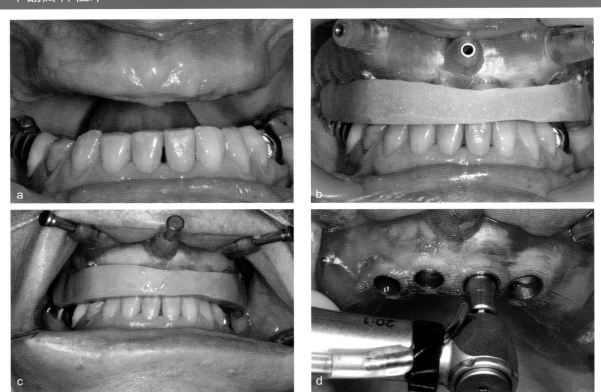

图3-9 （a）术前口内观。这是个Ⅱb类病例，患者长期服用抗凝药物且不能停药，因此选用不翻瓣的微创手术。在传统理念中需翻瓣来识别上颌窦前壁。（b）咬合记录完全就位的情况下放置手术导板。（c）3个定位针固定导板。（d）软组织环切。

别为0.85mm和0.96mm（表3-3）。远低于传统手术的误差。

随着计算机技术的发展，计算机辅助技术的出现，使数字化技术与临床紧密联系起来（图3-9）。

不翻瓣种植术（续）

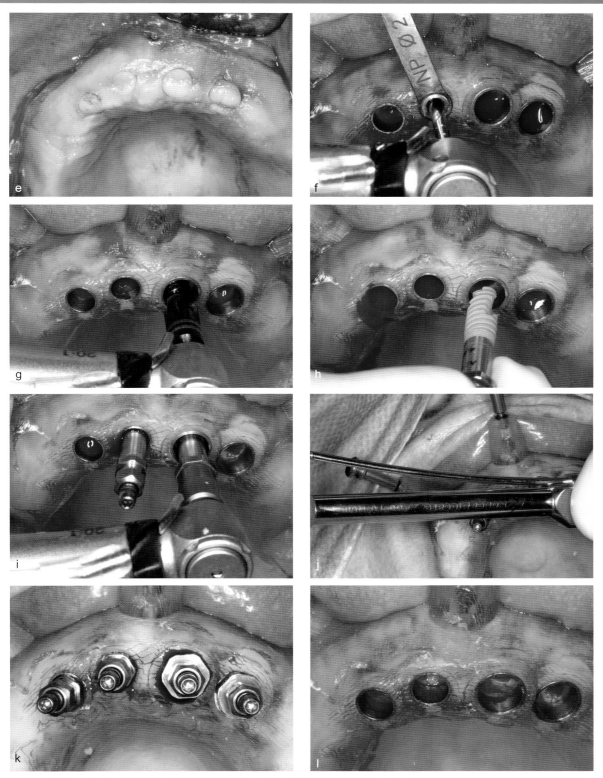

图3-9（续） （e）在钻针定点位置精准开窗。（f）重新放置手术导板，在4个种植引导孔内按照要求逐级备洞。（g）Ⅱb类病例选择NobelActive种植体（Nobel Biocare）；使用NobelGuide（Nobel Biocare）需要攻丝确保种植体方向准确。（h）通过定位孔放置种植体，确保位置准确。（i）之后使用手机植入种植体。（j）使用扭力扳手拧紧每颗种植体。（k）种植体植入后口内观；种植体的携带体不能通过定位孔，所以种植体到达应有的深度时停止转动。NobelActive种植体的携带体控制了种植体植入过程中的扭力，降低了导板所受的压力。（l）取下携带体和导板。

不翻瓣种植术（续）

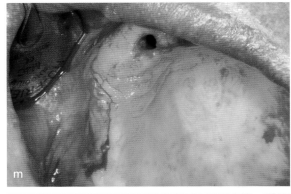
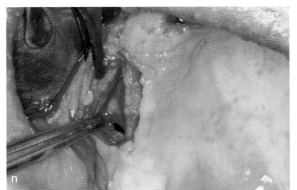
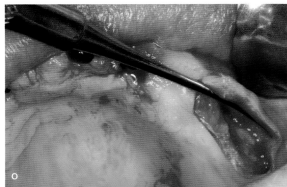
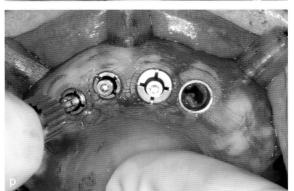
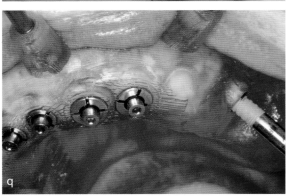
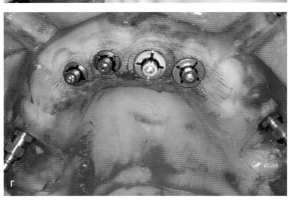
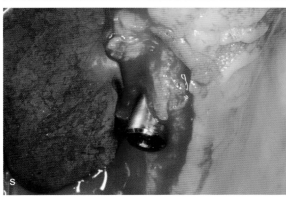

图3-9（续）　（m）该病例中，两侧后牙区小翻瓣，使少量的角化组织均匀分布于角度基台周围，并优化种植体周围环境。（n，o）左、右黏膜瓣；查看时注意右侧皮瓣与右上颌窦相通。（p）重新放置手术导板，固位针固定。使用特殊稳固的基台（导板基台，Nobel Biocare）以确保通过定位孔可以准确地转移手术中的三维情况。在后牙区开始备洞。后牙区导板的凹陷区域已经预先调整，使其更适合局部的翻瓣。（q）手动放置种植体，然后使用手机植入种植体。（r）6颗种植体植入后口内观。（s）去除种植体周围骨阻力，放置角度基台。在种植体上放置导板基台。

不翻瓣种植术（续）

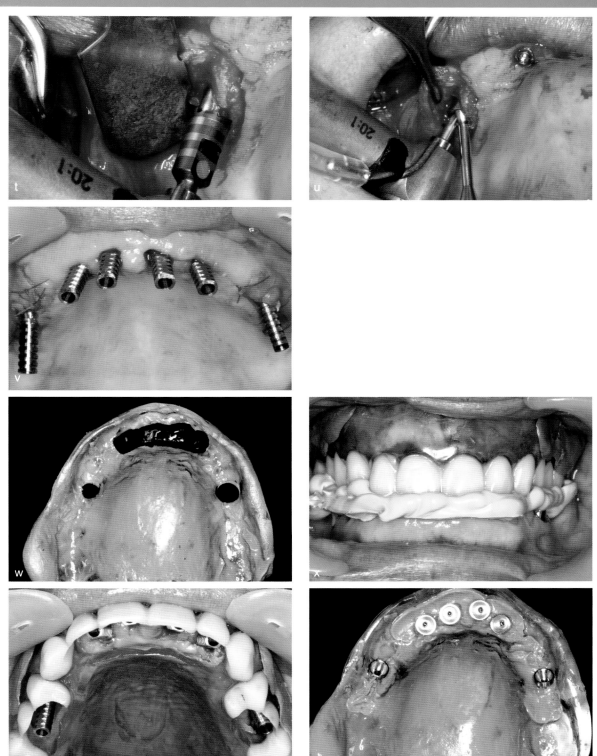

图3-9（续）　（t）使用去骨钻彻底去除多余组织。（u）按照修复计划连接角度基牙。（v）缝合以及连接临时基台后口内观。（w）制取第一个稳定的印模（3M Espe）。（x）使用硅橡胶记录颌位关系。（y）制取印模时口内观，种植体植入位点与设计的穿出位点完全吻合。（z）使用印模精确记录种植体植入的每个位置。

不翻瓣种植术（续）

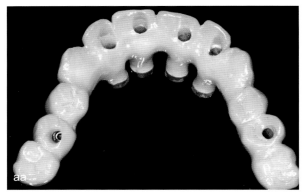

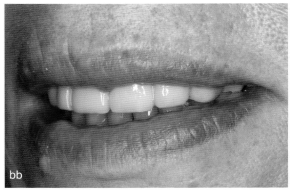

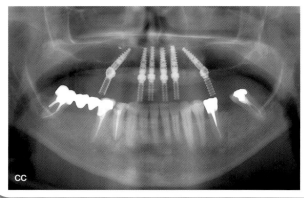

图3-9（续）　（aa）上釉前的永久修复体。（bb）手术后1周患者微笑像。（cc）X线片显示骨整合良好。注意，对应双侧上颌窦前壁，种植体处于最佳位置。

上颌无牙颌的转变

新种植修复方式的出现需满足以下条件：

- 减少治疗的时间、成本和不适，使患者尽快回到正常的社会和工作生活中
- 提高修复体的美学效果
- 增加治疗及其结果的可预测性

因此，拔牙后即刻种植已成为首选的手术技术。这种方法一直是众多研究的主题，被公认为可靠和科学的[14-15]。事实上，相关文献分析显示：即刻种植和延期种植具有相同的成功率[16-17]。

2006年，Wagenberg和Froum[18]的研究具有较大的样本量和可靠的临床随访治疗（1925颗种植体超过16年的随访），结果表明成功率为96%，用表面粗糙的种植体成功率为97.7%。

即刻种植有很多固有优势：

- 减少外科手术次数
- 防止硬组织吸收，部分骨吸收发生在拔牙后3个月内[19]。6个月时23%的牙槽嵴会吸收，2年时吸收增长到40%[20]。单颗牙拔除后牙槽嵴厚度有50%发生吸收，2/3发生在拔牙后3个月[21]，但研究发现垂直骨吸收量相对较少：0.8~4.5mm[21-22]。连续多颗牙

拔除的病例中这些参数的比例更大[23]

- 引导软组织成形，创造最佳修复环境
- 拔牙窝骨再生的潜在优势
- 制作过渡性的固定义齿，减少患者的不适并确保患者快速回归社会生活

然而，即刻种植已被证明不能阻止骨吸收[24]。据报道即刻种植后4个月，颊侧壁和腭侧壁骨吸收量分别为56%和30%。这些结果证实了[25]即刻种植和延期种植的拔牙窝骨吸收相似。这些研究强调两个关键点。组织学原因导致颊侧骨壁更容易发生骨吸收。此外，拔牙后即刻种植不能阻止骨吸收，空拔牙窝的存在对种植体周围骨愈合也没有负面影响。

特定解剖结构的存在，需要严格地按照3D定位植入种植体，以确保良好的美学效果。在冠根向，考虑预后效果应保留生物学宽度[26]。在颊舌向，种植体与皮质骨的距离应大于2mm，以防止骨吸收。薄龈生物型的情况下，这个距离应增加到4mm。

已经有许多关于即刻种植和即刻或早期负重之间关系的研究。这些研究的临床结果是多样化的。De Bruyn和Collaert[27]报道了早期负重和即刻种植的存活率为61%，而拔牙窝愈合位点即刻负重存活率则为99.3%。Balshi和Wolfinger[28]与Chaushu等[29]报道的即刻种植即刻负重的成功率分别为80%和82.4%，而Vanden Bogaerde等[30]和Cooper等[31]的研究结果非常令人振奋，显示存活率为100%。

相对常规即刻修复技术，使用全瓷冠（Nobel Biocare）软件设计的螺丝固位即刻修复义齿的所有特征在准备阶段已被确定。

同样，支撑义齿的种植体位置在计算机设计阶段已被确定，为未来的义齿提供最佳的生物力学环境。使用即刻总义齿制作的放射导板和使用Nobel导板（Nobel Biocare）制作的3D打印手术导板将术前准备阶段与手术阶段相匹配，在治疗开始前确定咬合关系和义齿特征。即刻负重技术的出现，减少了患者的不适，快速恢复美学和功能，使得患者迅速地恢复自己工作生活。最后，使用计算机模拟技术，即刻种植的位置可预测性明显提高，这不仅对临床医生有帮助，对患者本身也有好处。它将一个危险的手术过程转化为一个可靠和可预测的手术。图3-10介绍一例即刻种植的病例[32-33]。

即刻种植

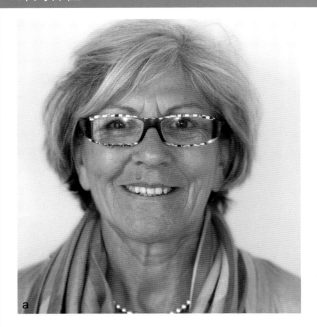

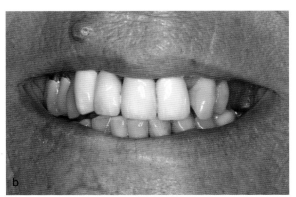

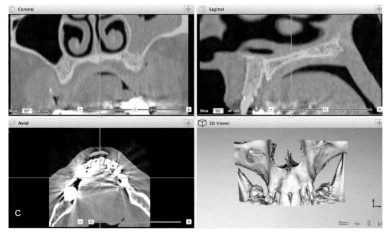

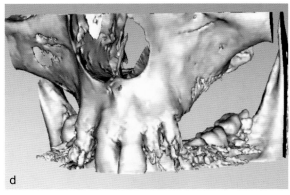

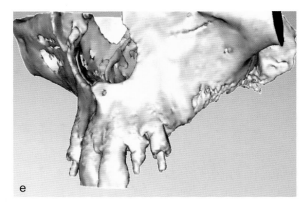

图3-10 拔牙后即刻种植的过程。（a，b）治疗前患者正面观显示面部中线和上颌牙中线。（c）用CBCT扫描构建三维模型。（d）该即刻种植病例的初始的三维模型存在多个伪影。（e）使用该软件去除伪影及多余的部分，以获得一个满意的虚拟模型。

即刻种植（续）

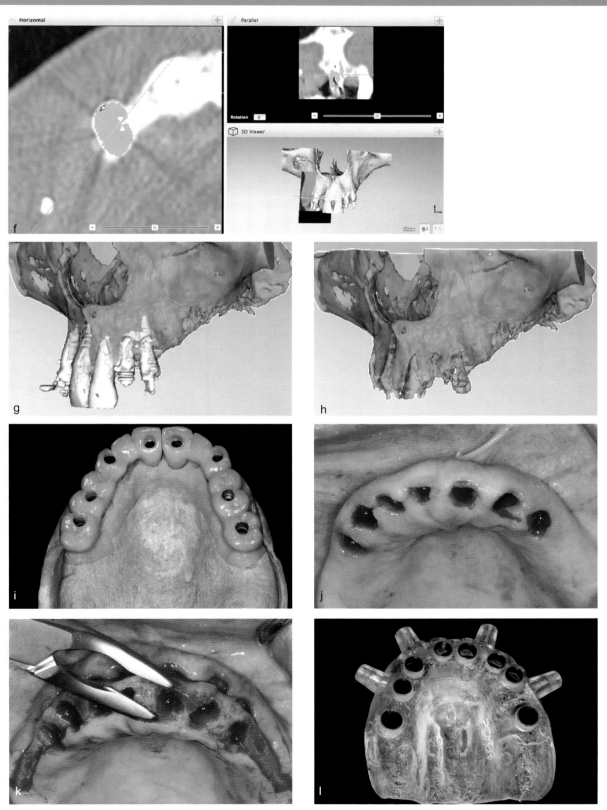

图3-10（续） （f）使用该软件标记上颌余留牙并转化为虚拟三维图像，模拟拔除上颌余留牙。（g）调整颌骨透明化，使选定的牙齿可以完全可视。（h）虚拟模型中可去除牙齿，只留下颌骨结构。（i）手术前已经制作好临时修复体。（j）手术当天微创拔牙。（k）根据修复计划修整牙槽骨。（l）Nobel 导板咬合面。

即刻种植（续）

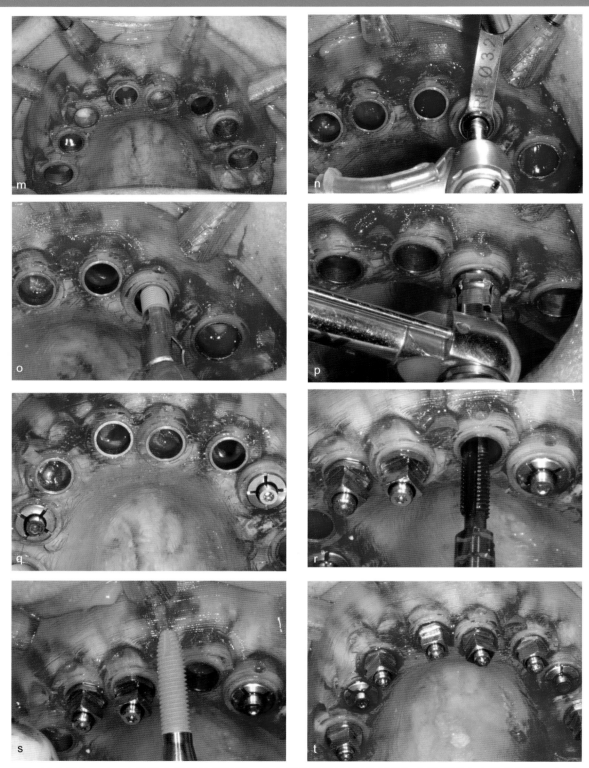

图3-10（续）　（m）在咬合导板的指导下，在上颌前牙区使用4枚固位钉将导板固定在正确位置。（n）两侧相对应的位点按照要求进行扩孔。第一钻为先锋钻，用于制备皮质骨。（o）同时植入两侧种植体。（p）扭力扳手交替拧紧两侧种植体，从而避免导板的摆动。（q）腭黏膜发白证明手术导板受力均匀。（r）其余的位点也按照要求依次扩孔；上前牙区通常需要使用攻丝钻，因为该区骨密度较高。（s）手术选择的 NobelSpeedy（Nobel Biocare）种植体 。（t）8颗种植体植入后的口内观。

即刻种植（续）

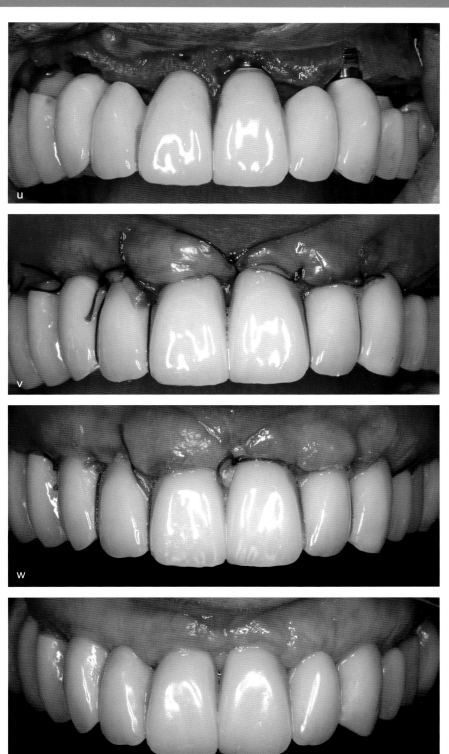

图3-10（续）　（u）临时修复体和牙槽嵴的关系；术前设计的骨修整是正确的，为临时修复体提供了理想的可用空间。（v）术后口内观。（w）术后1周复查。（x）术后2周复查。临时修复体周围的软组织开始成形。

即刻种植（续）

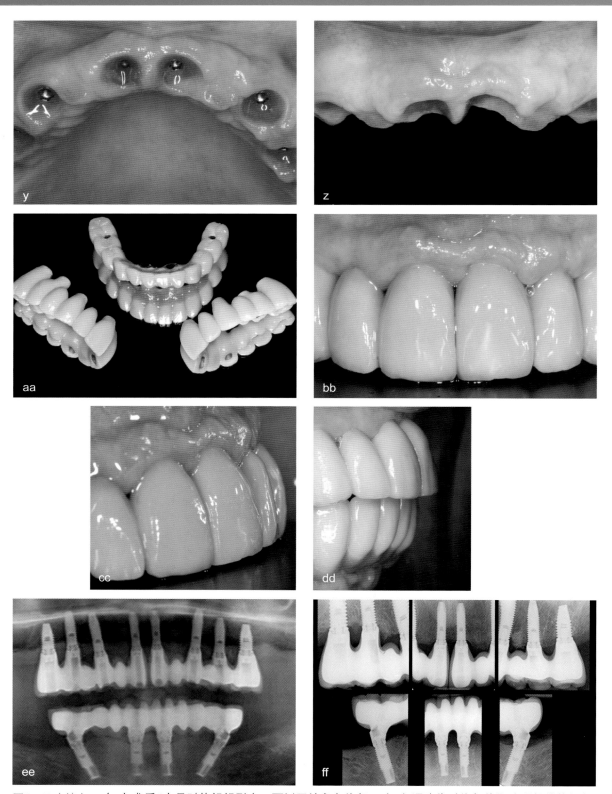

图3-10（续）　（y）术后4个月时软组织形态，可以开始永久修复。（z）调改临时修复体塑造理想的软组织形态。（aa）永久修复体，下颌修复为All-on-4手术方法。（bb~dd）永久修复体提供和谐的软组织形态及正确的支持作用。（ee）戴入永久义齿当天的影像学检查。（ff）1年后的影像学检查。

即刻种植（续）

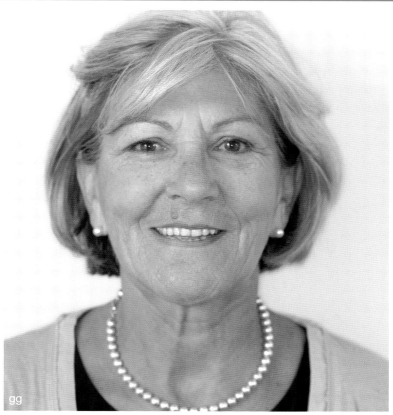

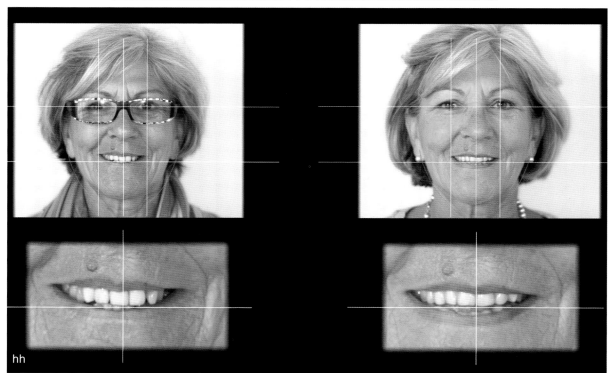

图3-10（续） （gg，hh）患者完成修复后口外观。完全达到了患者的治疗预期。

感染与即刻种植

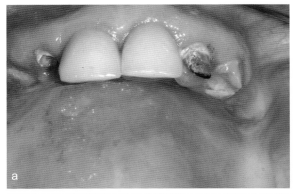
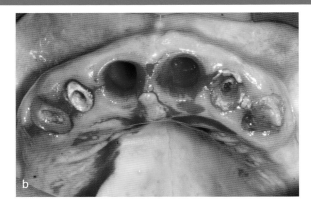
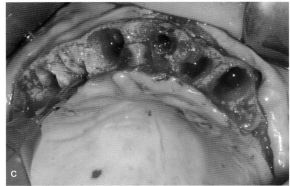
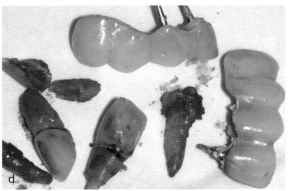

图3-11 （a，b）该Ⅱc类病例中，尽管存在许多感染位点但仍可以选择即刻种植。（c，d）余留牙的拔除是困难的，可以看到多处根尖区有感染灶，左侧中切牙尤为明显，其颊侧骨壁已经消失。

感染位点与即刻种植

Villa和Rangert[32]以及Maló等[33]报道种植体植入1年后成功率分别为97.4%和100%。Villa和Rangert[32]观察20例患者在感染位点植入97颗种植体后早期修复的成功率为100%。他们成功地验证了在手术前48小时使用抗生素，即刻种植的骨整合不会改变的假说。此外，只要获得良好的种植体初期稳定性，这些种植体的早期负重（手术3天内）就会成功。

事实上，这在动物实验中[34-35]已被证明，拔牙后适当地清创，刮除病灶，足以去除感染，形成良好的愈合。

当种植体植入位点存在根尖感染时，必须保证病灶完全被清除（图3-11）。如果怀疑存在肉芽组织，临床医生应该毫不犹豫地在根端开窗取出病灶组织，如根管外科手术。

感染与即刻种植（续）

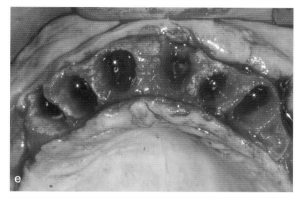

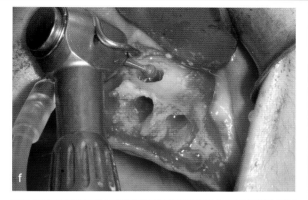

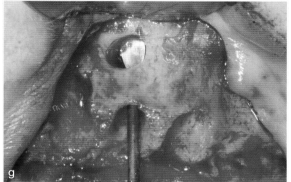

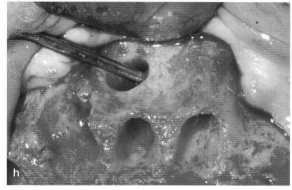

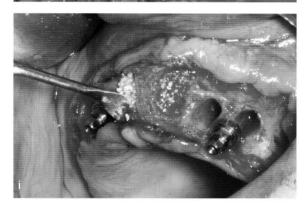

图3-11（续）　（e）拔牙窝。（f）在左侧侧切牙受感染的根尖部位颊侧进行根管外科手术。（g，h）颊侧骨壁开窗，确保完全摘除病变。（i）适当清创，在病变区和拔牙窝里种植体周围空隙内充填人工骨粉。

参考文献

[1] Bedrossian E, Sullivan RM, Fortin Y, Maló P, Indresano T. Fixed-prosthetic implant restoration of the edentulous maxilla: A systematic pretreatment evaluation method. J Oral Maxillofac Surg 2008;66:112–122.

[2] Malo P, Rangert B, Nobre M. All-on-4 immediate-function concept with Brånemark System implants for completely edentulous maxillae: A 1-year retrospective clinical study. Clin Implant Dent Relat Res 2005;7(Suppl 1):S88–S94.

[3] Malo P, Nobre Mde A, Lopes I. A new approach to rehabilitate the severely atrophic maxilla using extramaxillary anchored implants in immediate function: A pilot study. J Prosthet Dent 2008;100:354–366.

[4] Renouard F, Tulasne J-F. Risque anatomique en chirurgie implantaire. Real Clin 1992;3:311–325.

[5] Szmukler-Moncler S, Salama H, Reingewirtz Y, Dubruille JH. Timing of loading and effect of micro-motion on bone dental implant interface: Review of experimental literature. J Biomed Mater Res 1998;2:192–203.

[6] Sarment DP, Sukovic P, Clinthome N. Accuracy of implant placement with a stereolithographic surgical guide. Int J Oral Maxillofac Implants 2003;18:571–577.

[7] Hoffmann J, Westendorff C, Gomez-Roman G, Reinert S. Accuracy of navigation-guided socket drilling before implant installation compared to the conventional free-hand method in a synthetic edentulous lower jaw model. Clin Oral Implant Res 2005;16:609–614.

[8] Brief J, Edinger D, Hassfeld S, Eggers G. Accuracy of image guided implantology. Clin Oral Implants Res 2005;16:495–501.

[9] Kramer FJ, Baethge C, Swennen G, Rosahl S. Navigated vs. conventional implant insertion for maxillary single tooth replacement: A comparative in vitro study. Clin Oral Implants Res 2005;16:60–68.

[10] Besimo CE, Lambrecht JT, Guindy JS. Accuracy of implant treatment planning utilizing template-guided reformatted computed tomography. Dentomaxillofac Radiol 2000;29:46–51.

[11] Naitoh M, Ariji E, Okumura S, Ohsaki C, Kurita K, Ishigami T. Can implants be correctly angulated based on surgical templates used for osseointegrated dental implants? Clin Oral Implants Res 2000;11:409–414.

[12] Tardieu PB, Vrielinck L, Escolano E. Computer-assisted implant placement. A case report: Treatment of the mandible. Int J Oral Maxillofac Implants 2003;18:599–604.

[13] Di Giacomo GA, Cury PR, de Araujo NS, Sendyk WR, Sendyk CL. Clinical application of stereolithographic surgical guides for implant placement: Preliminary results. J Periodontol 2005;76:503–507.

[14] Anne Roth G, Hedstrom KG, Kjellman O, Kondell PA, Nordenram A. Endosseous titanium implants in extraction sockets. An experimental study in monkeys. Int J Oral Surg 1985;14:50–54.

[15] Jo YH, Hobo PK, Hobo S. Freestanding and multiunit immediate loading of the expendable implant: An up-to-40-months prospective survival study. J Prosthet Dent 2001;85:148–155.

[16] Chen ST, Wilson TG Jr, Hämmerle CH. Immediate or early placement of implants following tooth extraction: Review of biologic basis, clinical procedures, and outcomes. Int J Oral Maxillofac Implants 2004;19:12–25.

[17] Schwartz-Arad D, Chaushu G. Placement of implants into fresh extraction sites: 4 to 7 years retrospective evaluation of 95 immediate implants. J Periodontol 1997;68:1110–1116.

[18] Wagenberg B, Froum SJ. A retrospective study of 1925 consecutively placed immediate implants from 1988 to 2004. Int J Oral Maxillofac Implants 2006;21:71–80.

[19] Johnson K. A three-year study of the dimensional changes occurring in the maxilla following immediate denture treatment. Aust Dent J 1967;12:152–159.

[20] Carlsson GE, Persson G. Morphologic changes of the mandible after extraction and wearing of dentures. A longitudinal, clinical, and x-ray cephalometric study covering 5 years. Odontol Revy 1967;18:27–54.

[21] Schropp L, Wenzel A, Kostopoulos L, Karring T. Bone healing and soft tissue contour changes following single-tooth extraction: A clinical and radiographic 12-month prospective study. Int J Periodontics Restorative Dent 2003;23:313–323.

[22] Iasella JM, Greenwell H, Miller RL, et al. Ridge preservation with freeze-dried bone allograft and a collagen membrane compared to extraction alone for implant site development: A clinical and histologic study in humans. J Periodontol 2003;74:990–999.

[23] Cardaropoli G, Araújo M, Hayacibara R, Sukekava F, Lindhe J. Healing of extraction sockets and surgically produced—augmented and non-augmented—defects in the alveolar ridge. An experimental study in the dog. J Clin Periodontol 2005;32:435–440.

[24] Botticelli D, Berglundh T, Lindhe J. Hard-tissue alterations following immediate implant placement in extraction sites. J Clin Periodontol 2004;31:820–828.

[25] Araújo MG, Sukekava F, Wennström JL, Lindhe J. Ridge alterations following implant placement in fresh extraction sockets: An experimental study in the dog. J Clin Periodontol 2005;32:645–652.

[26] Grunder U, Gracis S, Capelli M. Influence of the 3-D bone-to-implant relationship on esthetics. Int J Periodontics Restorative Dent 2005;25:113–119.

[27] De Bruyn H, Collaert B. Early loading of machined-surface Brånemark implants in completely edentulous mandibles: Healed bone versus fresh extraction sockets. Clin Implant Dent Relat Res 2002;4:136–142.

[28] Balshi TJ, Wolfinger GJ. Immediate loading of Brånemark implants in edentulous mandibles: A preliminary report. Implant Dent 1997;6:83–88.

[29] Chaushu G, Chaushu S, Tzohar A, Dayan D. Immediate loading of single tooth implants: Immediate versus non immediate implantation. A clinical report. Int J Oral Maxillofac Implants 2001;16:267–272.

[30] Vanden Bogaerde L, Rangert B, Wendelhag I. Immediate/early function of Brånemark System TiUnite implants in fresh extraction sockets in maxillae and posterior mandibles: An 18-month prospective clinical study. Clin Implant Dent Relat Res 2005;7(suppl 1):S121–S130.

[31] Cooper LF, Rahman A, Moriarty J, Chafee N, Sacco D. Immediate mandibular rehabilitation with endosseous implants: Simultaneous extraction, implant placement and loading. Int J Oral Maxillofac Implants 2002;17:517–525.

[32] Villa R, Rangert B. Early loading of interforaminal implants immediately installed after extraction of teeth presenting endodontic and periodontal lesions. Clin Implant Dent Relat Res 2005;7(Suppl 1):S28–S35.

[33] Maló P, de Araujo Nobre M, Rangert B. Implants placed in immediate function in periodontally compromised sites: A five-year retrospective and one-year prospective study. J Prosthet Dent 2007;97(6 Suppl):S86–S95.

[34] Novaes AB Jr, Vidigal GM Jr, Novaes AB, Grisi MFM, Poloni S, Rosa A. Immediate implants placed into infected sites. A histomorphometric study in dogs. Int J Oral Maxillofac Implants 1998;13:422–427.

[35] Novaes AB Jr, Marcaccini AM, Souza SLS, Taba M Jr, Grisi MFM. Immediate placement of implants into periodontally infected sites in dogs: A histomorphometric study of bone-implant contact. Int J Oral Maxillofac Implants 2003;18:391–398.

即刻负重和
临时修复
Immediate Loading and
Provisionalization

临时修复类型的选择和负重的时机

传统技术中，在不影响种植体骨整合的前提下，通过修改原有修复体完成临时修复。

初期稳定性较低以及当生物学风险较高而选择分期手术时[1]，会在患者术后7天第一次复查时戴入临时修复体。修改修复体的组织面以免影响种植体，使用低黏度的材料检测是否存在殆干扰并消除。软衬材料重衬的义齿应不影响软组织愈合，重衬材料在骨整合期应该定期更换。

对于同期手术[2]的患者，当天可以直接戴上永久修复体。初期的稳定性更加重要，使用愈合基台可以帮助减少种植体的受力（同期手术的另一个优势是提供更好的牙龈愈合环境）。组织面衬以高点指示剂，并在愈合基台外周涂满软衬材料。重衬前，用凡士林涂满缝合处，这样取出义齿时不会影响创口（图4-1）。

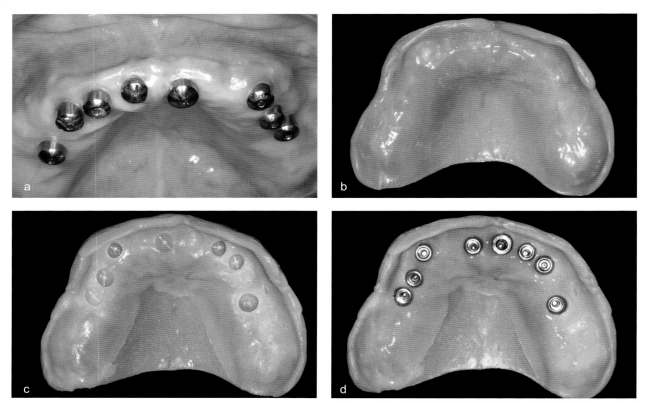

图4-1 （a）Brånemark描述的修复过程需要在二期手术后使用愈合基台（由Marc Danan 博士，在法国巴黎完成手术）。（b）有合适组织支撑面的可摘义齿重衬后作为临时修复体。（c）在基台位点调整义齿，并使用延迟固化类型的软衬材料（COE-SOFT，GC）重衬。（d）种植体负重前使用该过渡方法有一些弊端：治疗时间增加；在制作永久修复体的每个阶段都要取下愈合基台；永久固定修复体的制作不使用临时固定修复体。

对患者进行饮食指导（吃软而不黏的食物）和卫生宣教很重要，并引导患者遵从。不管是哪种手术类型，定期复查并进行软衬材料的调改可以防止修复体对种植体产生任何压力。种植体在3~4个月内不负重。

进行分期手术的患者，在二期手术时，使用手术导板定位种植体的位置，能显著减少翻瓣的大小。虽然软组织环切术因操作简单而受到欢迎，但只应在角化组织充足的病例中使用。如果角化组织不充足，应首选常规的根向翻瓣术。

二期手术完成后，应使用同期手术描述的方法调整义齿的组织面。

即刻负重

当种植体骨整合不再是主要的挑战后，许多临床医生开始寻求方法来满足患者缩短治疗时间的要求。因此，许多研究者开始主诉使用即刻负重的方法，它在Brånemark[3]定义骨整合的规则前已在进行。即刻负重的科学依据源于瑞典。在20世纪80年代初，来自哥德堡的团队研发了一种治疗下颌无牙颌的方法，手术当天内即刻修复（称为 "当天的牙齿"）[4]。

需要考虑的因素

必须考虑以下几个因素。理想条件下种植体

的长度应大于10mm。在骨密度较低的病例中，（如3类或4类），我们要重新考虑修复时机或至少调整手术方式。

牙弓曲线是一个关键因素，因为同弧形相比，呈一条直线的生物力学分布对种植体的受力方式较不利。在愈合阶段，悬臂梁的负重应减少，特别注意应该在咬合时获得广泛的平衡接触。吸烟、有明显磨牙习惯和组织较脆弱（如放射治疗后）的患者选择即刻负重的风险很大。

即刻负重的优势

即刻负重的应用不是微不足道的，这项技术为患者和临床医生带来许多好处。治疗方案仅仅需要一次手术，大大提高了患者的舒适度，减少潜在的并发症。此外，治疗时间明显缩短，美学效果即刻可见。预防措施（术后6周需要吃软食）对功能效果有一定的限制，但是与义齿修复的治疗没有可比性。并且，它没有可摘义齿引起种植体过渡负重的风险，未来临床可以继续这项操作。临床医生也可免除在治疗不同阶段修改义齿组织面。应高度注意修复体的质量和咬合平衡。最终，这样的治疗改善了组织条件。实际上，义齿可以引导软组织愈合和成形。

永久和临时修复体

文献中充分地讨论了使用永久或临时修复体的问题。一些提倡使用永久修复体的学者认为永久修复体在骨–种植体界面有更好的稳定性。事实上种植全瓷桥（Nobel Biocare）的开发使早期完成修复成为可能，它可以在种植体界面提供保护并限定微动，从而提高骨整合[5]。

支持使用临时修复体的专家认为，对微动的耐受随着时间和骨整合的提高而变化。即刻修复时似乎更容易耐受不匹配，随着骨整合的提高，这种耐受也相对降低。只要在整个治疗过程中保证修复体界面的稳定，临时修复体的使用能提高

这种方法的准确性。

同样应注意早期安装永久修复体产生的许多问题[6]。在一些失败的病例中，这些并发症带来的额外成本很明显，有些不能继续常规的治疗计划。临时修复体的使用可以更加灵活，从而保证永久修复体放置在更加稳定的功能和美学环境中。

直接使用永久修复体在研究中并没有多少优越性。相反的，大多数有足够样本和随访的研究中，笔者更倾向于首先使用临时修复体。

事实上，临时修复体可以评估各类美学和功能参数。它也将帮助获得最佳的软组织形态，增加或减少树脂来改善软硬组织功能和美学。永久修复体可直接位于稳定的黏膜环境，大大提高了其长期的预后效果。

拔牙后即刻种植中软组织吸收的风险仍然难以控制，经过研究仍推荐使用临时修复体。

即刻负重的有利条件

修复体种类

目前认为，在上颌前牙区或颧骨均匀植入4~8颗种植体支持固定修复体似乎比其他修复方式风险更小。

先决条件

在这类治疗中，重要的是确定种植体植入后是否获得骨整合。即刻负重的实施受限于种植体最初固位的程度，即初期稳定性。

影响种植体初期稳定性的因素与同期手术相同[7]。然而，需要强调两点。初期稳定性至少有70%取决于良好的骨密度，因而4类骨患者应排除。手术时，在进行初步的临床和影像学检查时应确认潜在的初期稳定性。外科医生主要根据种植体的植入扭矩来估计。如果植入扭矩低于35N·cm时，应该放弃即刻负重，>35N·cm

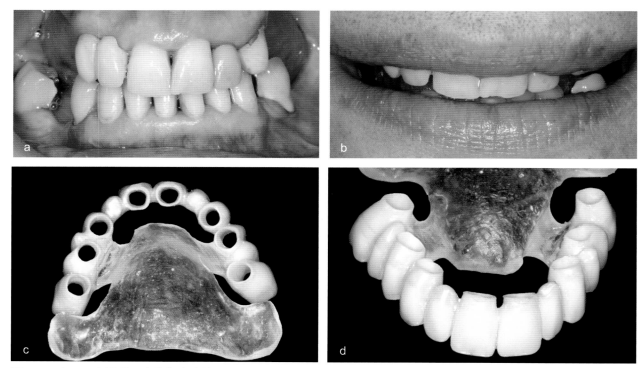

图4-2 （a，b）要求固定修复患者的口内观和微笑像，患者没有活动临时修复体。患者要求保留上颌余留牙直到手术当天。即刻种植才能满足患者的要求。（c）制作聚合瓷材质的修复体。它用作手术导板，同时作为临时修复体进行即刻负重。腭板帮助固位，并且在连接临时基台时增加临时修复体的稳定性。（d）为了确保预期的美学结果，这个义齿包括所有的美学和咬合信息。

时，可以使用标准的即刻负重方法。

如果手术条件不允许时，应该放弃即刻负重。

这些情况需要同患者详细解释，但如果没有一定的承诺，就更容易处理了。患者应该意识到这种方法潜在的局限性，并且在治疗的初始阶段甚至在手术期间有可能改变治疗方案。

手术方法

为了获得足够的植入扭矩，必须改变常规手术方法。首先，双侧皮质骨固定应该更广泛运用。根据骨密度调整钻孔程序，适当减少扩孔钻直径。在所有病例中，应避免使用皮质骨钻，使种植体完全固位于皮质骨上。

方案

Pickup 技术[8-9]

图4-2展示拼接技术。

印模技术[10]

图4-3展示印模技术。

术前制作临时修复体[11-12]

术前制作临时修复体的程序如图4-4所示。

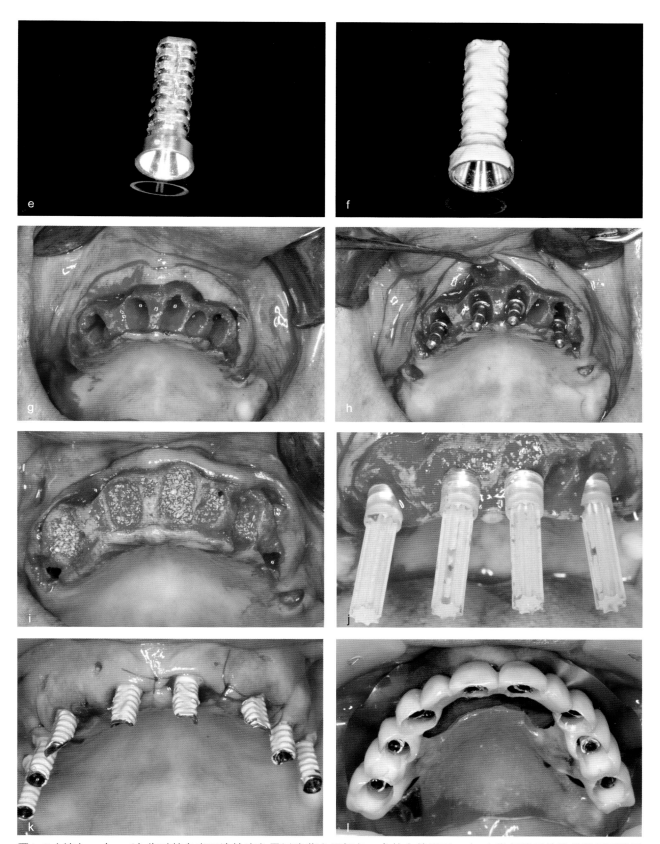

图4-2（续） （e，f）临时基台表面涂抹遮色层以隐藏金属颜色，尤其在前牙区。（g）微创拔牙并清理前牙区拔牙窝。（h）放置方向指示杆显示种植体长轴，偏腭侧植入种植体以获得更好的初期稳定性。（i）拔牙窝内填满Bio-Oss骨粉（Geistlich）。（j）复合基台与种植体连接。（k）放置支持未来临时修复体的临时基台，扭矩为20N·cm。（l）用橡皮障隔离创口，并且调整修复体组织面以去除对临时基台的干扰。

123

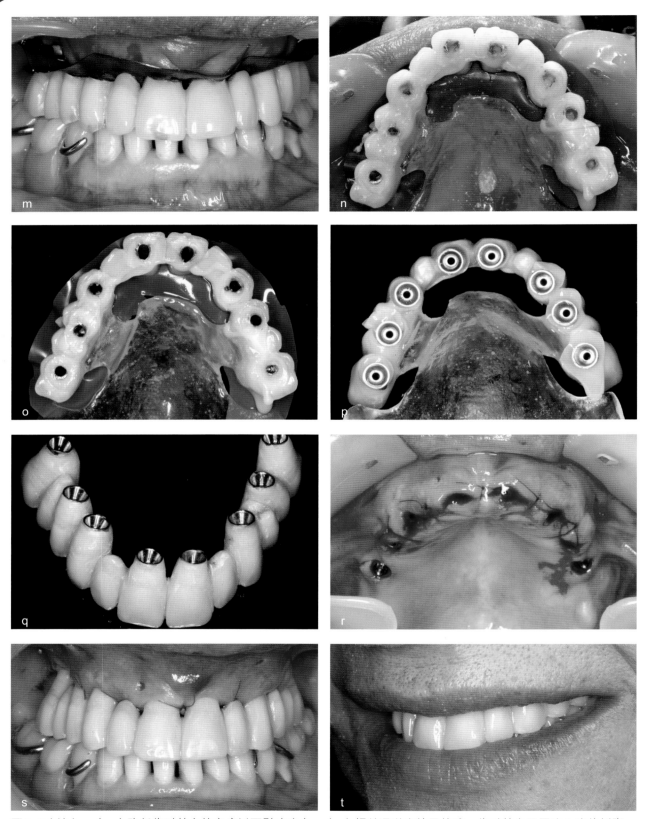

图4-2（续） （m）降低临时基台的高度以不影响咬合。（n）螺丝通道内放置棉球，临时基台周围注入流体树脂。在树脂固化期间要求患者正确咬合。（o）橡皮障的放置使临时修复体很容易被拆除，也可以防止树脂渗入伤口，避免污染。（p，q）去除腭侧部分完成临时修复体的制作。这种技术允许手术当天使用螺丝固位的临时修复体进行即刻负重。（r）连接临时修复体前的黏膜观。（s）临时修复体安装扭矩为20N·cm。平衡咬合力使其均匀分散到每颗种植体上并促进骨整合。（t）手术当天患者微笑像。

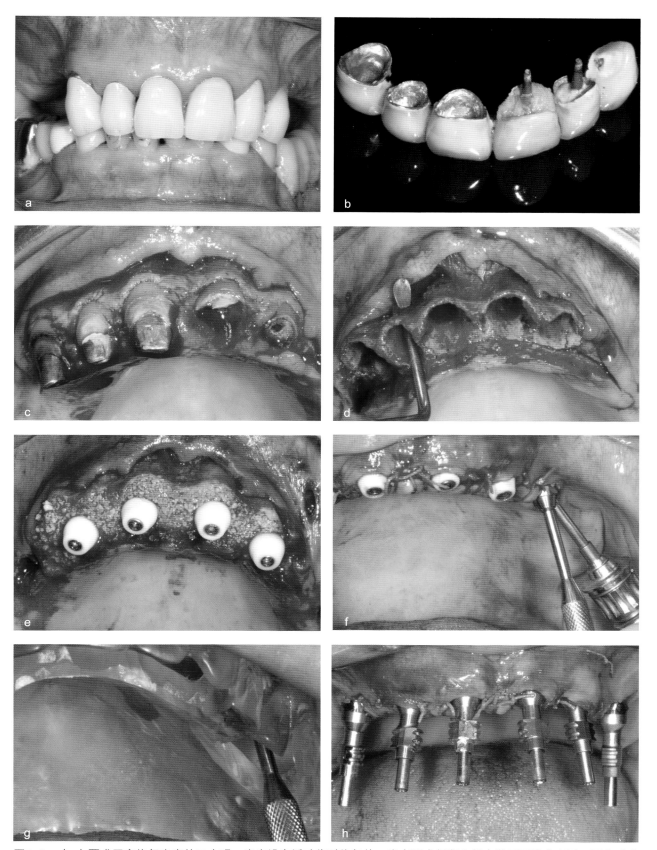

图4-3 （a）要求固定修复患者的口内观，患者没有活动临时修复体。患者要求保留上颌余留牙至手术当天。因此手术设计为即刻种植。（b，c）去除现有的修复体显示残根有继发龋。（d）微创拔牙，保留颊侧皮质骨。（e）拔牙窝与种植体周围间隙内植入Bio-Oss骨粉（Geistlich）。（f~h）简易压膜导板用作放射导板，以修复为导向安装角度基台。

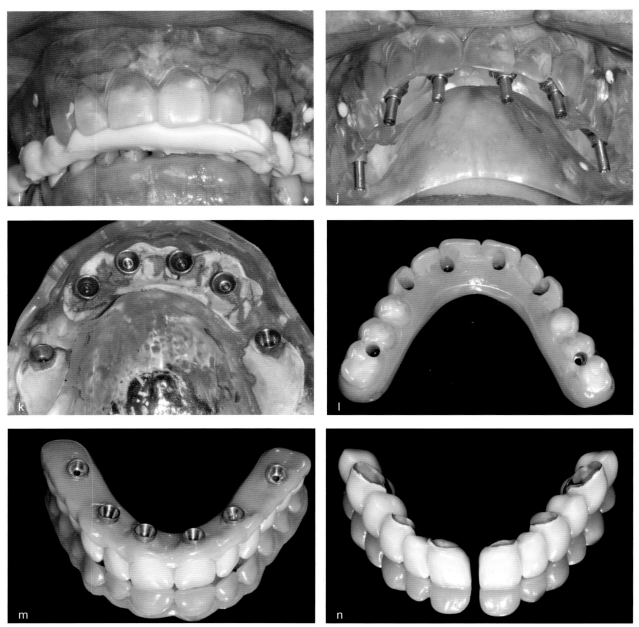

图4-3（续） （i）用咬合记录确定颌位关系以便上骀架。（j）在基台上连接开窗转移印模帽，去除简易导板内侧的干扰（将用作个别托盘）。（k）用石膏模型精确记录种植体的位置，其随时间变化几乎不变形。该印模技术制作的刚性连接种植体的临时修复体能获得被动就位，有助于即刻负重的成功。（l）修复体的咬合面显示螺丝孔隐藏在义齿内或是上颌中切牙腭侧，以避免影响美学效果。（m）由于减少了可用的修复空间，临时修复体的人工牙龈比较薄。这种情况在即刻种植中很常见。（n）在即刻种植病例中，骨整合尚未形成时，可用修复空间只允许放置常规固定义齿。

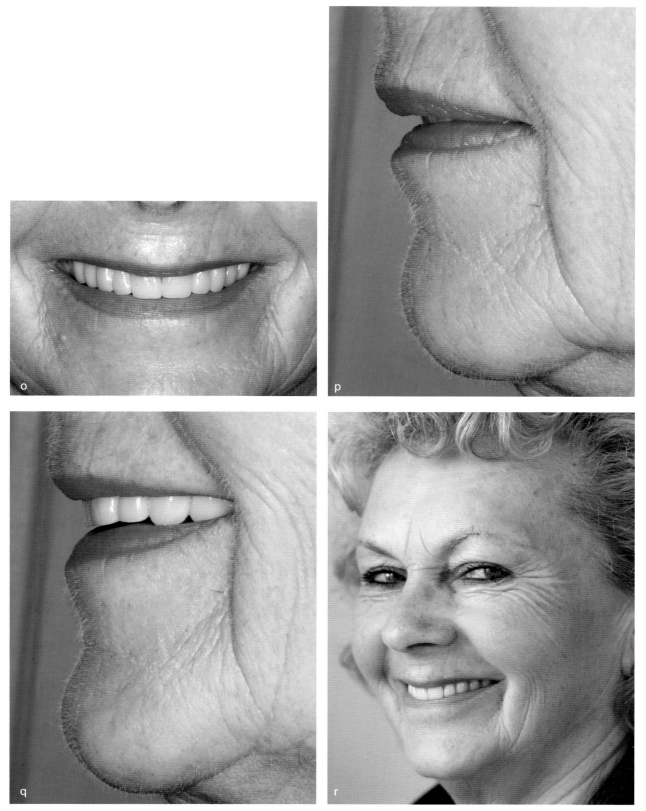

图4-3（续）　（o，p）修复完成后显示美学恢复情况，完美地替代了患者的天然牙列。（q，r）患者微笑时上唇的形状。

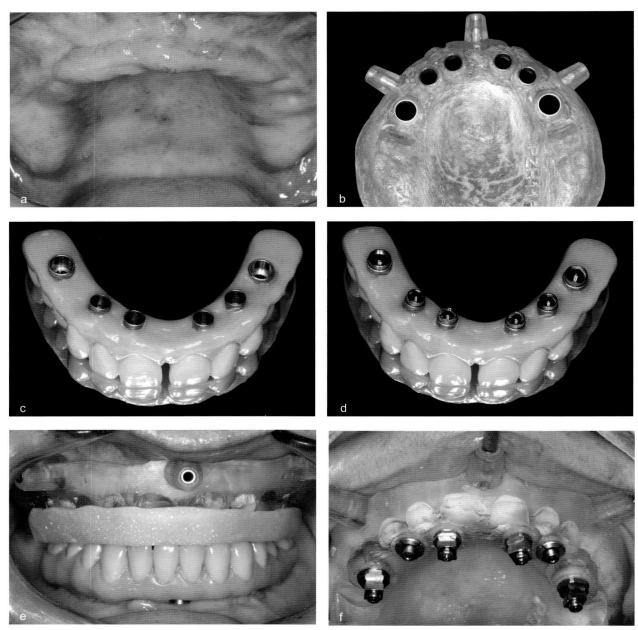

图4-4 （a）上颌无牙颌的患者，在导板的指导下植入6颗种植体，使用术前准备好的螺丝固位的临时修复体完成即刻负重。该方法需要制作满足传统活动修复体质量要求的传统总义齿和附着龈。（b）3D打印手术导板以修复为导向设计种植体的长轴。（c，d）有或没有引导基台的临时修复体，引导基台用于连接临时修复体和种植体。（e）用术前制作的树脂咬合记录确定导板完全就位。（f）根据NobelGuide（Nobel Biocare）引导植入6颗种植体。均匀泛白的腭侧黏膜表示导板就位。

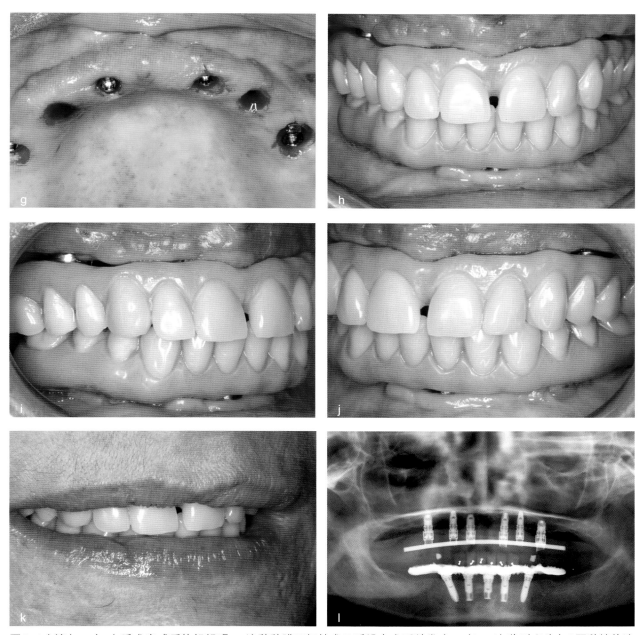

图4-4（续） （g）手术完成后软组织观。 这种黏膜环切技术几乎没有术后并发症。（h～j）临时义齿与6颗种植体连接的最大扭矩为35N·cm。咬合平衡和检查是即刻负重成功的关键。（k）手术后患者可以微笑并立即恢复正常的社交生活。（l）影像学检测表明临时修复体完全就位。

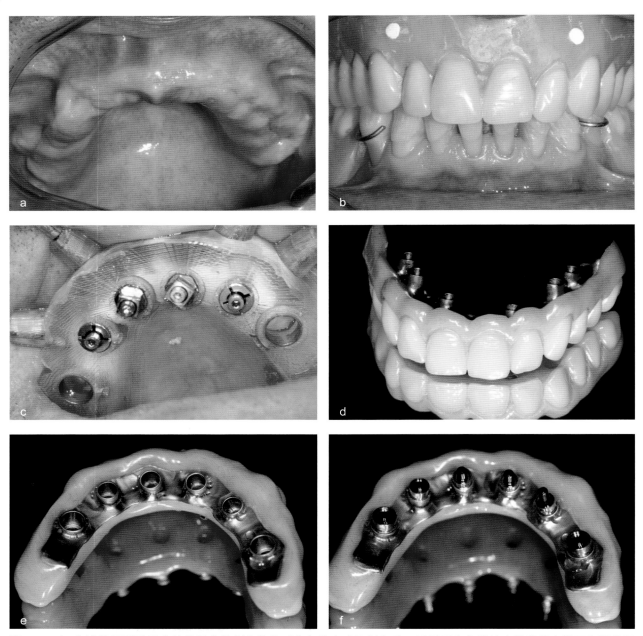

图4-5 （a）计算机引导手术并使用术前制作的临时修复体完成即刻负重，适用于有非常健康的黏膜支撑面和附着龈的上颌无牙颌患者。（b）咬合是这项技术成功的关键。使用总义齿恢复咬合垂直距离和颌位关系，并用作放射导板。（c）精确的3D打印手术导板确保种植体的植入与计算机设计的相同。（d）6颗种植体互相平行是制作钛支架支持的最终修复体的先决条件。（e）未放置基台的修复体组织面观。（f）手术后使用引导基台连接修复体和种植体。

术前制作永久修复体

该方法称为"1小时内的牙齿"（图4-5），可以戴入在术前制作的氧化锆支架或钛支架的最终修复体[11-12]。这项技术是无牙颌患者治疗的一场革命，满足以下条件的临床情况可考虑该技术：

- 牙弓内种植体的角度偏差<20°
- 可用修复空间>14mm
- 不涉及即刻种植的病例

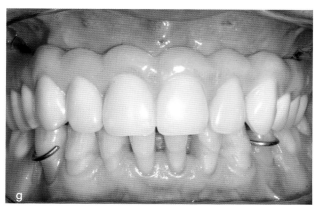
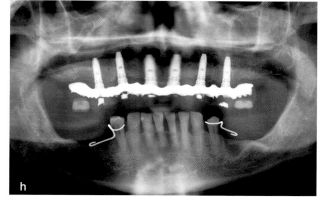

图4-5（续） （g）传统Brånemark修复体的树脂人工牙龈补偿骨吸收，并且恢复美学和功能。（h）术后影像学检查证明修复体就位完全。

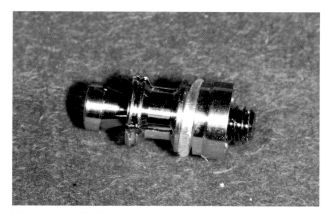

图4-6 引导基台。

引导基台

当外科导板手术技术与术前制作临时修复体的技术相结合时，引导基台的使用帮助修复体就位而不需要拼接过程。并且通过使用引导基台，可以克服种植体植入位点与预期植入位点之间的误差，保证临时修复体的被动就位（图4-6）。

这种类型的基台的使用仍然需要一些必要步骤。尽管连接处扩大，但仍需要通过影像学检查确定修复体是否就位于种植体平台。1个月后，需要将基台重新拧紧到扭矩为35N·cm，因为手术后会出现应力松弛的现象。当获得骨整合后，替换这些基台是重要的（特别是制作最终修复体时），因为在手术过程中基台会聚集牙龈处的残渣，从而发生感染并发症。

参考文献

[1] Brånemark PI, Hansson BO, Adell R, et al. Osseointegrated implants in the treatment of edentulous jaws. Experience from a 10-year study period. Scand J Plast Reconstr Surg 1977;16:1–132.

[2] Ericsson I, Randow K, Glantz PO, Lindhe J, Nilner K. Clinical and radiographical features of submerged and non-submerged titanium implants. Clin Oral Impl Res 1994;5:185–189.

[3] Brånemark PI, Engstrand P, Ohrnell LO, et al. Brånemark Novum: A new treatment concept for rehabilitation of the edentulous mandible. Preliminary results from a prospective clinical follow-up study. Clin Implant Dent Relat Res 1999;1:2–16.

[4] Ericsson I, Randow K, Nilner K, Petersson A. Early functional loading of Brånemark dental implants. A 5-year clinical follow-up study. Clin Implant Dent Relat Res 2000;2:70–77.

[5] Szmukler-Moncler S, Salama H, Reingewirtz Y, Dubruille JH. Timing of loading and effect of micromotion on bone dental implant interface: Review of experimental literature. J Biomater Res 1998;43:192–203.

[6] Schnitman PA, Whörle PS, Rubenstein JE. Immediate fixed interim prosthesis supported by two-stage threaded implants. Methodology and results. J Oral Implant 1990;6:96–105.

[7] Friberg B, Sennerby L, Linden B, Grondhal K, Lekholm U. Stability measurements of one-stage Brånemark implants during healing in mandibles. A clinical resonance frequency analysis study. Int J Oral Maxillofac Surg 1999;28:266–272.

[8] Gallucci GO, Bernard JP, Bertosa M, Belser UC. Immediate loading with fixed screw-retained provisional restorations in edentulous jaws: The pickup technique. Int J Oral Maxillofac Implants 2004;19:524–533.

[9] Dada K, Daas M. Cas cliniques: Nouvel implant. Inf Dent 2009;11:513–520.

[10] Daas M, Dada K, Postaire M. Intérêt de l'empreinte mixte plâtre-polyéthers avec un montage directeur polymérisé en implantologie. Alternatives 2007;33:3–14.

[11] Van Steenberghe D, Naert I, Andersson M, Brajnovic I, van Cleynenbreugel J, Suetens P. A custom template and definitive prosthesis allowing immediate implant loading in the maxilla: A clinical report. Int J Oral Maxillofac Implants 2002;17:663–670.

[12] Daas M, Dada K, Postaire M, Vicaud F, Raux D, Brutus V. Les traitements implantaires avec NobelGuide. Paris: Quintessence International, 2008.

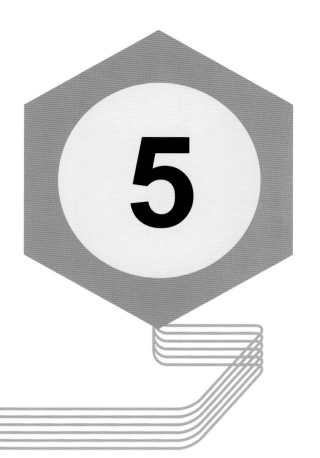

义齿的种类
Types of Prostheses

修复前的建议

检查患者以及义齿

这个建议可能看起来过于简单，但在永久修复阶段所遇到的大多数并发症的来源通常被发现是因为一个不完整的初步检查造成的。这本书中提出的一些美学分析列表因为它们相互依赖，似乎有些多余，但系统应用这些列表可以避免在整个上颌修复过程中发生最常见的错误。

分析患者的义齿和它的问题是重要的信息来源，也是与患者沟通以确定他们诉求的一种简单方法。当现有的义齿失去作用时，要记住最重要的是，一定要保持最初的颌位记录，只有这样，新的义齿才能被安装在具有临床记录和已验证的颌位关系的拾架上。在手术前早期阶段建立一个完全正确的种植修复治疗方案的目标是设计一个具有良好美学效果和功能的义齿，这样临床医生才可以为患者提供一个连贯一致的治疗方案，并将手术的不确定性减到最小。

修复引导手术

重要的是要记住种植修复的最终目的是患者最初对美学和功能修复的需求。如果种植中它们的位置与修复性义齿不相匹配，那么良好的骨整合在种植中是远远不够的。

修复固定义齿的要求很高，就种植体的位置而言需要一个正确的三维位置。这类修复的局限与在美学区域中遇到的单牙或多牙修复相类似。种植体的位置应该与三维空间中理想的修复的牙齿位置相一致。在牙根冠状平面内，植入的深度必须考虑在内，这是一个有可能出现问题的地方；当植入太深时，可能会出现黏膜退缩，而在深度不足的情况下种植体颈缘可能会暴露。在近远中平面上，不可能通过义齿来掩盖种植体在𬌗面空间的暴露。在颊舌侧的平面上，种植体偏舌侧时义齿在颊侧会有明显的延展处难以清洁，而种植体偏颊侧时可能会加速颊侧骨的吸收，并可能影响最终美学修复。另一方面，这种类型的修复治疗在种植体植入轴向上比Brånemark螺丝固位修复体更容易达到要求。

螺丝固位修复与粘接固位修复

这两种类型的修复是互补的，具有特定的临床适应证。任何临床医生都不应只使用一种修复方式。

当义齿可用空间较低时，使用个性化基台来提供正确的轮廓，从而模拟天然牙齿的外观，这是很重要的。在这种情况下，不建议使用螺丝固位修复的标准基台，是因为它们占用了义齿空间，并没有完全遵循牙龈扇贝状形态，此外，这种基台经常导致种植体植入太深，从而导致组织边缘二次退缩。当义齿可用的空间较低时，螺丝固位的修复是首选的，最好直接将其与种植体连接。因而，合理设计的种植体三维位置更有利于使用个性化基台。然而，这种类型的修复在临床上操作是很困难的，而且需要精确的平行植入，特别是当使用内六角连接时。它的优点是简化了修复的过程，没有过量的粘接剂需要处理。

另一方面，当可用的义齿空间较高时，粘接修复体用有限的高度来恢复对周围肌肉的支持，但不能恢复理想的牙齿比例，只有通过人工牙龈来完成。在混合型或Brånemark型义齿中使用标准化基台对种植体的植入有一定的容忍度，并能在印模和试戴中提高患者的舒适性。

手术前确认最终义齿修复类型

在无牙颌颌骨上完成种植体支持固定义齿成功的关键是在手术治疗前确定患者的最终修复类型。因此，重要的是要考虑以下几点。

牙弓的骨吸收量将决定未来义齿的设计。对于一个需要用传统的固定义齿修复的患者来说，不建议使用Brånemark型义齿；因为，这些义齿在植入位置上有自己的局限性。

之前的咬合分析用于确定是否需要纠正反颌，以恢复稳定的咬合是非常关键的。成功的即刻负重与重新建立一个最佳的咬合关系密切相关，即使在最初的治疗阶段建议患者维持软性饮食。

对微笑的分析，尤其是高笑线的患者，可以在未来修复上表现出较高的美学风险。当使用固定义齿时，人工和自然的牙龈之间的过渡是可见的，确保这个区域与未来的𬌗平面一致是很重要的，否则，牙龈缘的严重不协调可能会影响到美学修复的最终结果。在植入种植体之前，要考虑是否需要轻微的骨修整。类似的，当设计Brånemark型义齿时，通过修整颌骨，必须将这个过渡区设计在微笑时可见部分之外。

最后，骨吸收的量也决定了种植修复义齿时所需种植体的数量。没有骨移植时，这些信息最终对种植体影响很小，因为在植入8颗常规种植体或4颗颧骨种植体中，种植体位置保持不变，因此对最终的修复没有影响。需要植骨的种植修复与其性质相反，影响种植体定位，可能产生额外的限制。

放置最少的种植体

一般来说，限制种植体的数量可以避免许多问题。这样印模就更容易取得，且印模更精准。种植体之间距离增加允许更好的美学修复，因为它们通过桥体修复，更大的植入空间确保更少的维护问题和更少的种植体周围炎。.

由固定引起的问题很多的想法是错误的。种植体不能被认为是一个以防出现问题而备用的轮子。植入额外的种植体可能造成不成比例的、不必要的外科手术创伤，它加大了成本，可能会使最终的修复复杂化。

4~8颗种植体足以完成上颌完整的修复，还可以获得良好的预后，而在下颌骨则需要4~6颗种植体。

可靠和可重复的印模技术

由于骨植入界面的刚性特性，所有的修复都应提供完美的被动就位。在这一点上，粘接固位和螺丝固位之间没有区别。粘接剂不能作为基台和上部修复体之间的缓冲。

这种印模技术在取印模期间应该提供能被放射学和临床证明的结果。在这本书中建议使用的印模材料是几乎没有永久形变或可以预测形变的材料。然而，如果使用其他更熟悉的技术，不要低估了验证准确性的必要性，通过稳定的取模转移装置制取的印模，避免在错误方式的基础上开始昂贵的工作。

推荐的技术也建议在制取印模同时记录上下颌咬合关系。从开始时，建议最好采取两个分开的步骤来验证。

认识骨整合

为了确保修复体的使用寿命，重要的是不要以为骨整合一旦发生就是不可逆转的。不正确的适应证选择或不正确的咬合平衡足以开始逆转骨整合过程。即使它不那么极端，但种植体周围骨丧失可能与过度机械负重有关。只有通过恢复适当的咬合平衡，才能避免并发症。

病例报告

在图5-1和图5-2中陈述病例的目的并不是批评这些临床医生所采取的方法，而是为了说明如果使用的临床病例不适用于无牙颌的上颌骨，即使是仔细的临床检查也可能是不完整的。事实上，治疗无牙颌的患者与每天进行的种植治疗有很大不同，因为需要重建整个咬合。重要的是要考虑到一些在治疗中无牙颌患者通常没有提供的资料。这就是为什么笔者推荐使用一种系统的方法来确定这种临床情况，直到这些资料被直观地了解。

病例 1

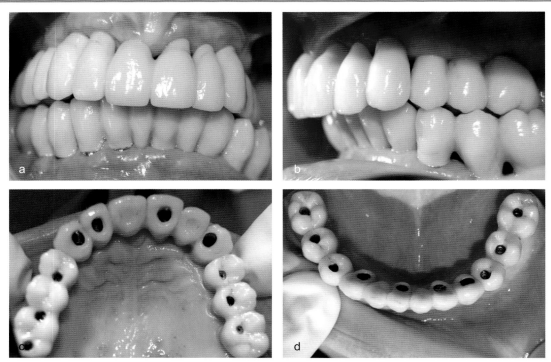

图5-1 （a，b）全口种植固定修复最终口内咬合观。对这类修复病例，传统固定修复的选择是不正确的，值得指出的最常见的错误有：①牙齿的位置没有考虑到牙弓的吸收（吸吸似乎主要是水平的），因此牙齿的理想位置在这个病例中应该在牙弓偏颊侧。这种类型的牙齿排列肯定对咬合功能有很大的影响，这里显示的是左侧的反殆关系，以及矢状方向上明显的上下颌偏移。没有人工牙龈，正确的牙齿排列是不可能达到的，而且会影响牙齿的外观。牙齿必须从患者的牙龈中穿出来，这一点强调了上下颌的覆盖。这种定位误差也对恢复面部形态有影响，因为有证据显示，2/3口周肌肉组织的支持直接与上颌中切牙矢状轴的正确位置有关。②术前的骨移植更可取（至少在下颌骨中），并在矢状面上使上下颌骨的关系正常化，通过人工牙龈的使用，适当地过渡到牙槽骨，并预留足够的义齿空间。当与高笑线相联系时，这种方法的美学效果可能是极差的。此外，这种修复的咬合关系预后是非常不佳的。（c，d）很明显的是，在殆面视图中，对种植体的植入位点进行分析之后，修复开始，这与所选的义齿设计一致。.

病例 1（续）

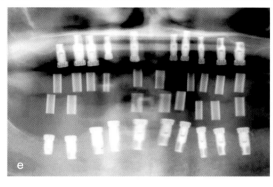

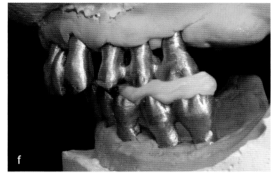

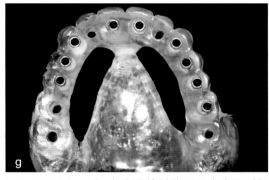

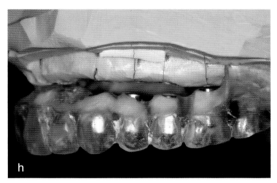

图5-1（续） （e）这张放射线图是患者同时佩戴两种金属导向管手术导板，这是在较小的范围内肯定成功的一种方法，因为修复空间对修复的影响是很大的，可以进行3次观察：①尽管剩余牙骨量较好，但上颌弓的吸收似乎更明显。②不必要的种植体可能是并发症的来源（例如，增加的额外费用，种植体间的距离过小难以清洁增加种植体周围炎并发症的发生，以及在义齿制作工作中增加的困难）。③在缺乏相关异常状态的情况下，选择两阶段的手术方案（在上颌骨和下颌骨的手术）是有问题的，而且会给患者带来更多的不适。（f）这说明了𬌗平面的问题。通过常规固定义齿治疗上下颌咬合的示意图，给临床医生提供了很少的义齿信息，从而很难给患者提供预后评估。在这种临床病例中，一个简单的截骨术联合下颌制作Brånemark型义齿和上颌骨制作的混合型动力义齿能够规范化这种极端情况。通过二次模型上𬌗架确定咬合关系并与特定临床检查方法相结合来避免错误发生。尽管种植体的数量很多，咀嚼只能集中在8~10颗种植体上，增加10~12颗种植体几乎没有功能。（g，h）手术导板（虽然正确）可以解释治疗过程中遇到的所有问题。这些导板是通过复制旧的义齿来制作的，这些义齿应该在开始治疗之前重新制作。此外，尽管上颌全口义齿的使用时间较长（而且几乎可以肯定有垂直高度的丧失），但对它的检查会被忽略。实际上，它显示出明显的垂直方向的骨吸收（从义齿牙龈边缘到患者的牙槽骨大约有10mm的空间）。为了缩小已经被低估的垂直高度，放置传统固定义齿是唯一选择。垂直高度的不足主要造成的影响是可以在最终义齿观察到上下颌咬合不一致。

病例 2

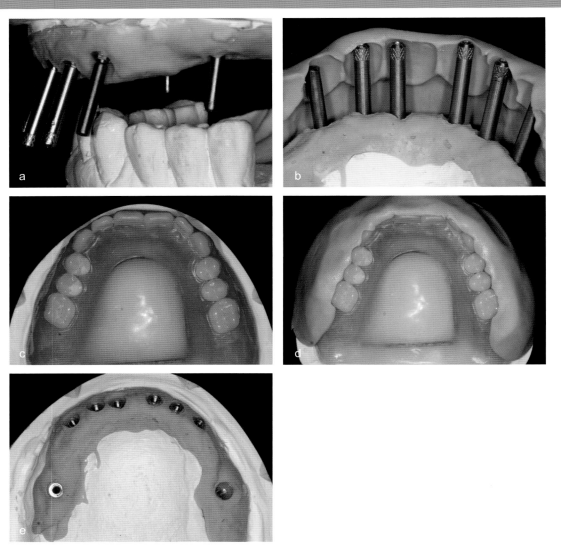

图5-2　（a，b）这个临床案例说明了在准备阶段确定适合临床情况的义齿设计的重要性。这位患者被他的外科医生推荐在上颌中使用Brånemark型义齿。取完模型后在殆架通过对上颌弓吸收的分析，证实了义齿的指征，但也揭示了种植牙轴向与修复体的设计相冲突。这种现象可以用个性化基台作为补偿，用粘接方式固定义齿，但是在这种情况下不可能做出这样的义齿。（c，d）通过对这位患者的理想牙齿排列做一个颊部硅胶记录。（e）在这个殆面观中种植体颊舌向偏移需要使用大角度转角基台矫正，这与螺丝固位的义齿设计是不相符的。

病例 2（续）

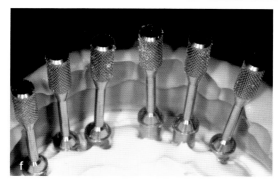
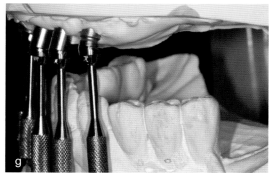
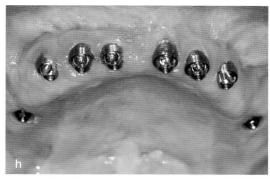
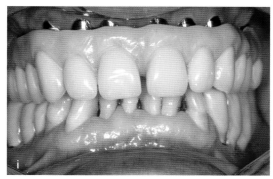

图5-2（续） （f，g）在治疗的这个阶段，唯一能使修复体和种植体相匹配的配件是使用17°的角度复合基台。在前牙区域使用这些小配件主要缺点是它们的高度，减少了可用的义齿空间。（h，i）这个视图显示了在前牙区域使用角度基台的结果。它们在义齿组织面和牙槽嵴之间产生明显的间隙，这可能导致语音困难和漏气。最后，这个临床病例的美学成功是直接与笑线相关的：如果很低，上面提到的所有问题是可以解决的；然而，如果很高，临床医生将面临美学失败，只有通过移除种植体和完全地再处理上颌牙弓来解决。因此，在最初的临床评估中确定所有参数是非常必要的。

修复体的类型

完整的美学检查是无牙颌患者种植治疗的一部分。在诊断阶段确定个性化的参数和一些限制，在制订全面治疗方案前必须考虑[1]。

完全无牙颌的患者的数量正在增加，他们比以前更加在乎自己的外表。患者的要求也越来越高，不太愿意接受不符合他们期望的修复。有些患者完全依赖牙科治疗来解决美学问题，而且他们大部分的抱怨都与令人不满意的美学外观有关[2]。𬌗面美学的系统评估有助于满足患者的合理预期和避免很多的争议[3]。

无牙颌上颌骨中种植美学的设计开始于完成全口义齿，使其符合美学和功能标准。义齿必须完全适合患者并且反复试戴。根据可用的骨量和义齿设计，可以得到一个精确的义齿放射导板来计划种植体的轴向位置。

骨组织在垂直的和水平的吸收量与可用的义齿空间，指导确定最终修复体的类型。可用义齿空间可从安装在𬌗架上的义齿和其他病历文件（如照片）被客观地可视化。

表5-1	种植体支持修复体选择系统分类			
	可用的义齿空间			
可用骨量	分类A	分类B		分类C
		1	2	
分类 I	6~8颗种植体支持的传统固定种植义齿	6~8颗种植体支持的混合种植义齿	垂直截骨术6~8颗种植体支持的混合种植义齿	✕
分类 II a	6颗种植体支持的传统固定种植义齿	6颗种植体支持的混合种植义齿	垂直截骨术6颗种植体支持的混合种植义齿	6颗种植体支持的Brånemark型种植义齿
分类 II b	6颗种植体包括2颗倾斜种植体传统固定种植义齿	6颗种植体包括2颗倾斜种植体混合种植义齿	垂直截骨术6颗种植体包括2颗倾斜种植体混合种植义齿	6颗种植体包括2颗倾斜种植体Brånemark类型种植义齿
分类 II c	✕	All-on-4混合种植义齿	垂直截骨术All-on-4混合种植义齿	All-on-4 Brånemark型种植义齿
分类 III	✕	✕	✕	All-on-4混合Brånemark型种植义齿
分类 IV	✕	✕	✕	All-on-4颧骨Brånemark型种植义齿

事实上，为了得到想要的美学效果，修复类型的选择取决于需要用义齿补偿的体积。在治疗的初始阶段，这种方法可以帮助预测成本，并且根据选择的义齿，成本会有很大的不同。

指导临床医生选择不同种植修复体适应不同的临床病例，笔者提出根据吸收的上颌骨牙弓分类（表5-1）。对于每个部分，必须根据微笑线的高或低来调整分类。很明显，许多其他参数会直接影响到上颌无牙颌美学种植治疗的成功（例如，嘴唇的长度和厚度以及正面和矢状面的美学位置），在制作临时义齿时，应考虑到上述的每一项，并适当做出调整。

A类：义齿的可用空间低

与低吸收相关（分类AI）

在这种临床情况下，种植体的位置应该是最优的，因为义齿不包括人工牙龈。必须严格地根据牙齿穿出位置放置种植体，因为种植体在邻面穿出将无法隐藏。义齿可以使用粘接或者螺丝固位。

这种修复体可以通过6~8颗种植体支撑12~14颗义齿，可以有或没有游离端延伸。种植体的数量取决于对颌牙弓，患者的咀嚼能力，以及在牙弓中的分布。在骨吸收低的情况下，远端种植体可能放置在第一磨牙区，根据对颌牙弓，用一个远端悬臂可以取代第二磨牙。

在高笑线的情况下，可以考虑做一个垂直的截骨术来减少露龈笑，改善恢复后的最终美学效果。

与平均骨吸收有关（分类AIIa和AIIb）

往往水平的骨吸收通常需要倾斜种植体，使义齿的制造更加困难。事实上，个性化的基台和粘接固位的修复在义齿的设计阶段需要弥补植入轴向误差，并获得美学的效果。种植体的数量也从4颗增加到6颗，将远端种植体放置在上颌窦前壁的位置，以降低杠杆效应[4]。

B类：平均义齿可用空间

可用的义齿空间，比分类A多，需要使用人工牙龈保持牙齿大小的一致性和患者的微笑形态。这个人工牙龈可以是陶瓷或树脂的。这是在螺丝固位上部结构采用粘接固位的种植义齿，称为混合型修复体。

较大的垂直骨吸收（分类B1）

种植体的数量通常是6~8颗，而垂直截骨术是不需要的。对于气化了的上颌窦，远端种植体可以放置在窦前壁采用20°~40°角，此时种植体的数量需要减少到6颗[5]。这通常可以避免上颌窦提升并降低远端杠杆效应[6]。

水平和垂直之间的平衡吸收

在高笑线的病例中，可以考虑采用垂直截骨术，原因与前面提到的相同。当人工牙龈和自然牙龈之间的过渡是可见的，一般来说，笔者会使用这种方法。

较大的水平骨吸收（分类B2）

垂直截骨术总是被认为是减少人工牙龈颊侧扩展和避免缺乏抵抗力的修复方式，这样的修复体边缘可能在牙槽嵴颊侧和/或突出深入前庭沟，常常产生不适感和食物残留[7]。

一般来说，牙槽嵴和修复体之间的夹角应该小于45°。如果有较大的角度，就应该做一个垂直的截骨术来减少这个角度，并且是骨移植的合理替代，即采用骨移植来使吸收的牙槽骨恢复正常。

C类：明显可用的义齿空间

两种治疗方案可能基于骨吸收的主要方向。

平均吸收（分类CIIa、CIIb和CIIc）

唇侧缺乏支持和需要弥补骨质吸收，需要使用带有树脂人工牙和牙龈的螺丝固位种植义齿。这个治疗方案是最便宜的，但并不适用于所有病例。在这个病例中，4~8颗种植体用以修复一个缺牙的上颌牙弓，用12颗牙齿安装在一个支架上连接种植体并恢复远端扩展。

严重的骨吸收（分类CIII）

通常，骨组织在后牙区几乎不存在。在前牙区使用两颗传统种植体和两颗颧骨种植体可以在较短的治疗时间内修复上颌无牙颌，特别对于骨移植是禁忌证的病例更加适用[8]。

上颌骨骨质完全缺失（分类CIV）

上颌骨几乎完全丧失，推荐使用颧骨种植体。4颗种植体可以放置在不影响义齿重建的位置上。在这两种临床情况下的修复（分类CⅢ和分类CIV）是一种带有树脂或陶瓷人工牙龈的螺丝固位的种植体支持的固定修复义齿（见第6章）。

系统的方法对于无牙颌的治疗至关重要。它避免了很多在治疗中遇到的困难。同样，根据临床病例的具体参数，可能会有不同的解决方案。它允许对最终结果的预测，从而改善参与治疗计划的不同从业者之间的交流：修复体、技工室技术员和外科医生。此外，由于它的可预测性，这也为患者提供了预计治疗的最终图像。

最终，该分类的应用有一个先决条件，即制作出一种高质量可摘的临时义齿，该义齿包含了最终的义齿设计，指导未来种植治疗计划，并可以解决所有全牙弓治疗的困难。因此，这种分类只能解决与全口无牙颌患者固定种植修复有关的问题。

印模和被动就位

印模的制取是关键的一步，因为骨和种植体界面的半刚性特性，需要支架被动就位来避免压力和相关的并发症。

因此，石膏似乎是合适的材料，因为它的硬度并且缺乏永久变形。

使用螺丝固位的印模处理（这种材料是唯一可以使用的类型）也为植入多颗种植体提供了更好的处理方法。除了缺乏形变外，石膏还能取得种植体周围完美的黏膜形态，从而使义齿的组织面与牙槽骨牙龈软组织之间的关系更容易、更精确地获得[9]。

这个印模是用外科导板转换成的个别托盘（图5-3a）。上下颌骨的关系应该通过绿色蜡（Kerr）或树脂（图5-3b，c）被记录。这确保了个别托盘的正确和可重复定位。该托盘通过聚醚（Impregum，3M Espe）制取印模，并置于咬合力下（图5-3d）。

在这一点上，印模杆（种植体或者是基台）是被固定在口腔中的（图5-3e，f），它们的就位可以用X线片来证实。一旦确认合适，临床医生就可以在没有破坏内六角形（如果印模是种植体水平上制取的）或者是基台水平的情况下，将印模杆拧进去。

在这一点上，个别托盘的重新定位是很重要的，它已经稳定在口内，并且检查是否有任何干扰。此外，还需要在压痕周围创造足够的空间，以促进石膏的常规注入，确保材料的厚度。

最后，在前牙区牙槽嵴的形状用石膏记录好，并使印模固化。一旦石膏固化，转移杆就会被拧开，这样印模就可以被移除（图5-3g，h）。

然后可以对石膏印模的质量进行评估：

- 没有转移杆可以被移动
- 印模杆与印模杆或印模杆与托盘之间不应该有空隙
- 牙槽嵴的形状印模应该尽可能精确

种植体或复合基台替代体在相应扭力控制下直接连接到印模杆上。然后印模被常规处理（增加软组织），根据上下颌咬合记录，直接上𬌗架。

在同一临床阶段，临床医生也将获得每一颗种植体的准确位置、可摘义齿的软组织支持表面以及上下颌关系的记录。

这种印模技术也能节省大量的时间，这在传统的常规治疗计划中已经很重要了，而且在考虑直接或早期负重时变得至关重要。

验证印模

需要用石膏记录来验证种植体的位置。这是由技工室人员完成的，他们将印模杆固定于模型上，并且通过石膏转移杆夹板将转移杆连在一起。用的石膏是Snow White石膏（Kerr）。它具有在低机械应力下断裂的优点。一旦确定，该记录就会返回给临床医生。

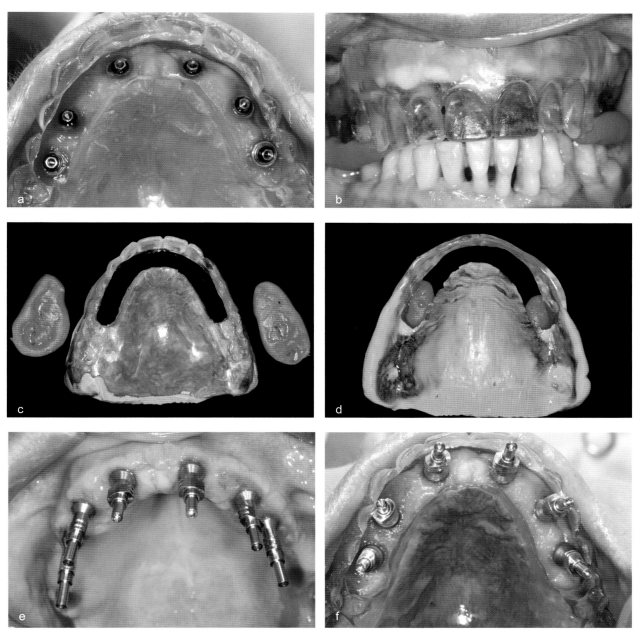

图5-3 （a）印模操作流程不仅仅可以应用于最终修复体的制作。这种印模的目的是准确地记录种植体的位置。放射线导板复制上颌总义齿，被用于制作种植的外科导板。当种植体基于所需要的美学效果植入时，就会使义齿的设计简化。（b，c）同样的导板用作一个殆关系调整的个别托盘。一开始，在导板上使用两个可移动的树脂记录（Duralay，Reliance）进行咬合关系的再记录，以方便上殆架。（d）然后被中等黏度的聚醚（3M Espe）固定在殆平面上。（e，f）开窗印模杆被固定于基台上，去除导板边缘的干扰，这个导板将用于制作个别托盘。

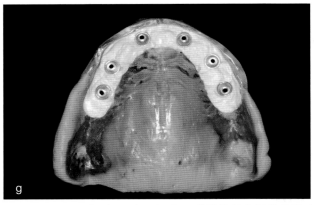

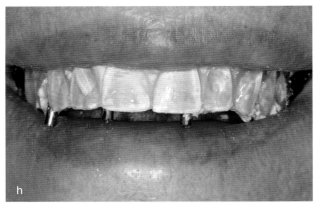

图5-3（续） （g）通过石膏对6颗种植体的位置进行精确的记录，此记录随着时间的推移几乎没有永久性的形变。托盘在石膏的制备过程中固定压力。这两种材料的完美结合证实了个别托盘的位置。这种印模技术提供了一个非常精确的工作模型，可以精确地制作支架。（h）石膏的触变特性使这种材料能记录最微小的细节。

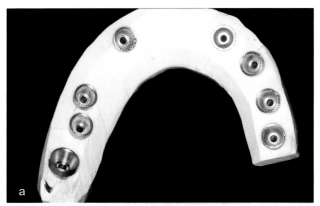

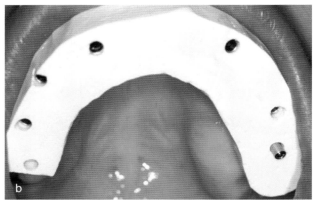

图5-4 （a，b）白色石膏上的标志是围绕着工作模型的印模进行的。它是用来确认是否被动就位。在工作模型上使用Snow White石膏环绕开窗转移杆制取石膏转移杆夹板。

然后，该记录（带有开窗转移杆的石膏转移杆夹板）被定位在口内的种植体上。得到一个新的X线片，然后在控制扭力（图5-4）下扭紧记录。石膏裂缝是由于在制取印模过程中不准确而导致的记录被动就位。在这种情况下，应该重新取模。

粘接固位义齿

一个案例演示粘接固位的种植义齿的制作，如图5-5所示。图5-6提出了制造定位标志的步骤，这对于用粘接固位义齿的治疗成功是至关重要的。

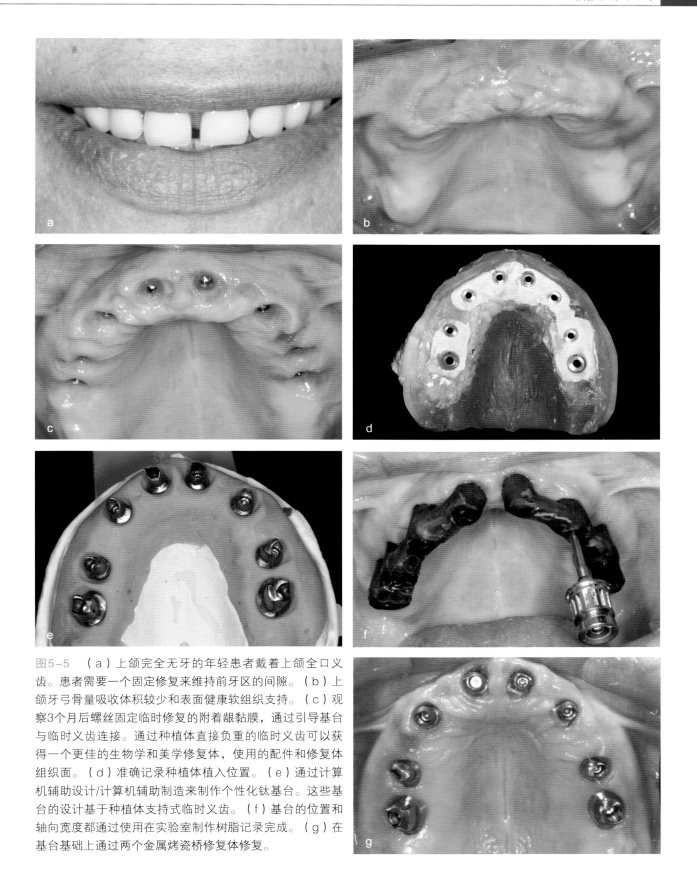

图5-5 （a）上颌完全无牙的年轻患者戴着上颌全口义齿。患者需要一个固定修复来维持前牙区的间隙。（b）上颌牙弓骨量吸收体积较少和表面健康软组织支持。（c）观察3个月后螺丝固定临时修复的附着龈黏膜，通过引导基台与临时义齿连接。通过种植体直接负重的临时义齿可以获得一个更佳的生物学和美学修复体，使用的配件和修复体组织面。（d）准确记录种植体植入位置。（e）通过计算机辅助设计/计算机辅助制造来制作个性化钛基台。这些基台的设计基于种植体支持式临时义齿。（f）基台的位置和轴向宽度都通过使用在实验室制作树脂记录完成。（g）在基台基础上通过两个金属烤瓷桥修复体修复。

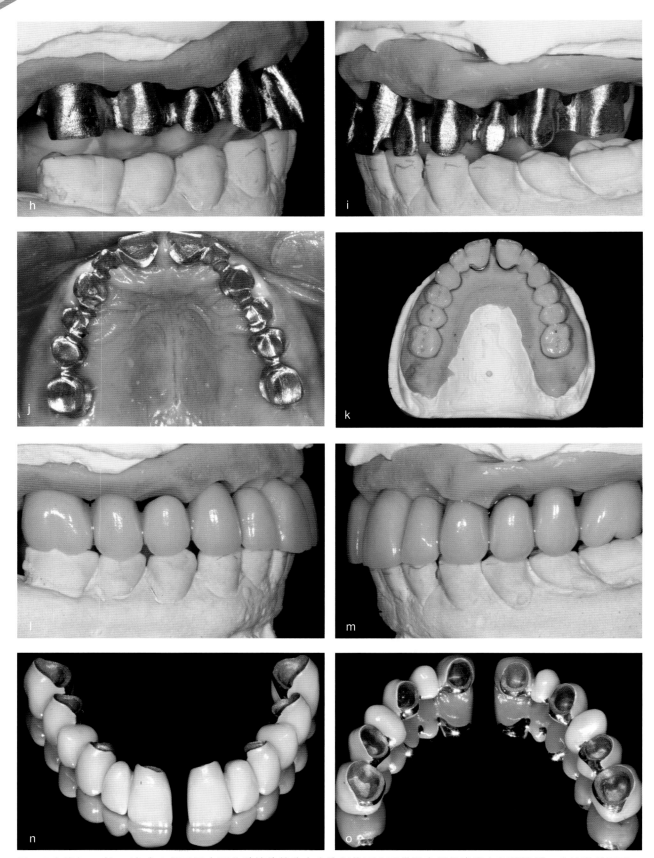

图5-5（续） （h，i）在上颌牙弓内因为种植体的分布允许制作两个不带游离端的半贵金属烤瓷桥。在这种情况下，可用的修复空间允许传统义齿的使用。（j）在基台上试支架和验证它们的被动就位。（k）在金属上完成美学瓷修复。（l，m）被临时义齿改建和验证的咬合曲线与金属烤瓷义齿上是相同的。（n，o）义齿组织面和颊侧桥体的形态。

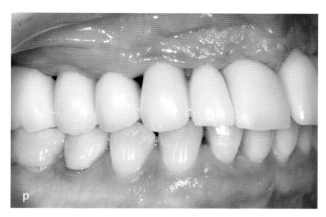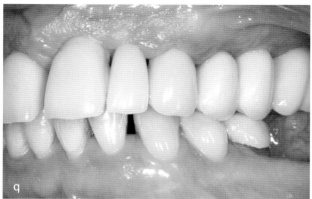

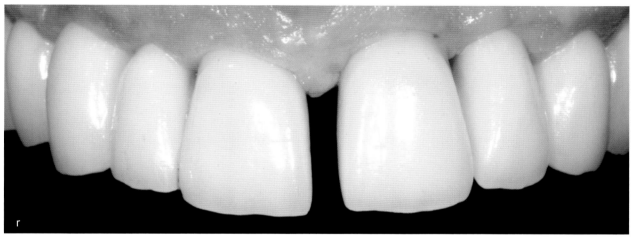

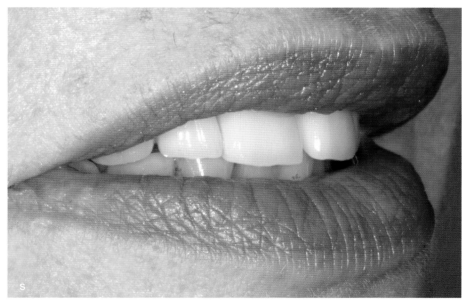

图5-5（续）　（p，q）保护个性化基台螺丝孔后粘接两个金属烤瓷义齿。根据修复设计植入种植体的位置使种植体在牙齿的位置穿出，有利于种植的成功。（r）义齿的生物学和美学的外观。（s）患者的笑容已经证实达到种植修复的重建效果。

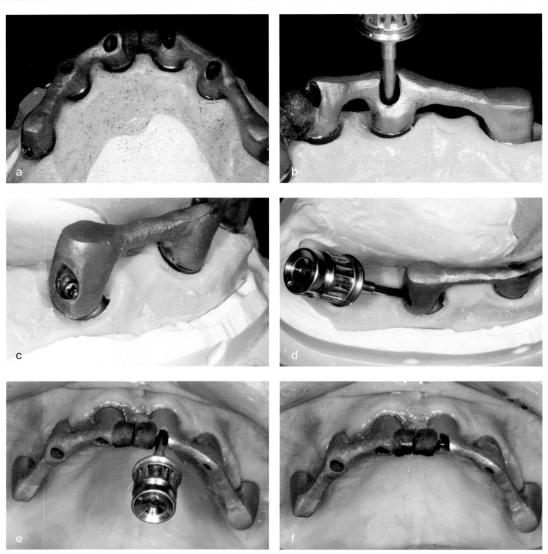

图5-6　定位记录是粘接固位义齿成功的一个组成部分。（a）种植体是否是内部或外部连接（特别是在存在莫氏锥度连接时），制作一个定位记录是必要的，目的是确保治疗的必要，确保个性化基台正确就位。（b）这个记录（此处为金属的记录）应能更容易地制作基台的螺丝孔道，同时又能与基台的边缘完美密合。此记录必须确保基台可以完全就位，并在复诊时仍保证基台的正确就位。（c，d）通过操作进入螺丝孔检查铸体是非常重要的，尤其是在一些倾斜的种植体（在本例中沿着上颌窦前壁）。请注意螺丝的角度。在这种临床病例中，这是一个AⅡb分类，通常情况下，可用义齿空间和骨吸收不是严格匹配的。（e，f）记录的使用是必要的，因为可以观察到在临时和最终粘接固定义齿使用配件的不同。牙龈是连接个性化基台的一个障碍，在这个阶段通常有压力。尽管使用放射学标志确认每个基台的就位也是非常重要的，定位记录也可以用来检查切端轴或上下颌关系，有助于锁定每个基台之间关系。

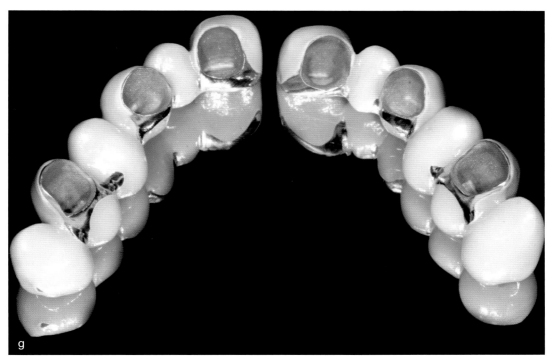

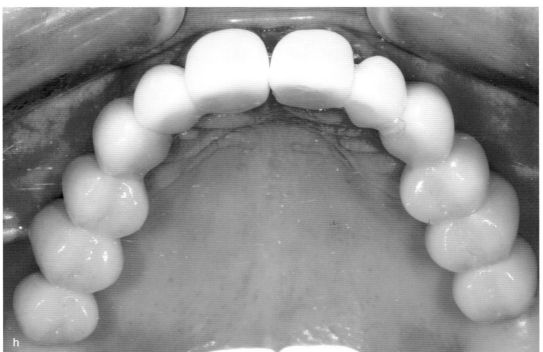

图5-6（续）　（g，h）正确地就位定位记录，从而正确地就位义齿的上部结构。粘接固位义齿必须满足相同的要求，被动就位螺丝固位的义齿也一样。在同一铸件上，在技工室制作的个性化基台和义齿结构是必要的。如果需要进行软组织塑形，则应在临时义齿阶段完成，而且不能在个性化基台和上部结构之间进行，就像制作单颗牙齿一样。事实上，由于种植体穿出位点的数量过多，直接在口内制取的个性化基台印模不够精确，无法制作一个能被动就位的上层结构。所有的事项都应该在一个阶段内完成，在这个阶段，桥体区域内的组织变形将是最小的。由于上层结构的收缩，最好是对支架进行试戴。使用定位记录有助于正确地连接所有组件。

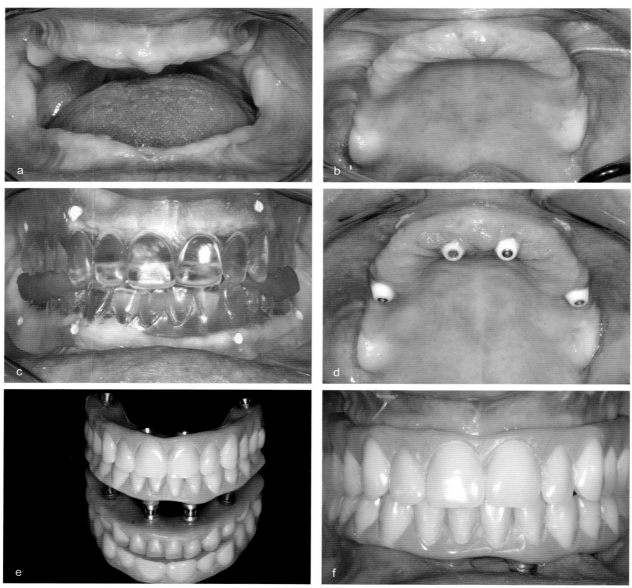

图5-7 （a）对骨的吸收程度和可用的义齿空间进行分析，允许选择合适的义齿修复方式。（b）这种上颌无牙颌的患者在横向和颊舌侧的方向上有明显的骨吸收。（c）放射导板（完整的复制义齿）清楚地显示了垂直方向上的骨吸收和未来修复牙冠的高度。（d）对上颌骨和下颌骨使用All-on-4技术，后牙区使用倾斜的种植体可以更有效地利用可用骨量，同时遵循义齿的设计。上下颌牙弓全口义齿已经得到验证。（e）种植体植入后取印模，制作修复体。（f）种植体的即刻负重是由两级螺丝固定的临时义齿，放置在多牙基台上完成的。在愈合期间调整咬合对于种植体的骨整合至关重要。

螺丝固位义齿

有各种各样的支架可以用于螺丝固位的种植体支持的义齿。

金合金支架（使用铸造技术）

金合金支架是最常见的解决方案（图5-7）。这种类型的支架，基于由Brånemark定义的治疗概念，有与之相关铸造技术的问题。实际上，支

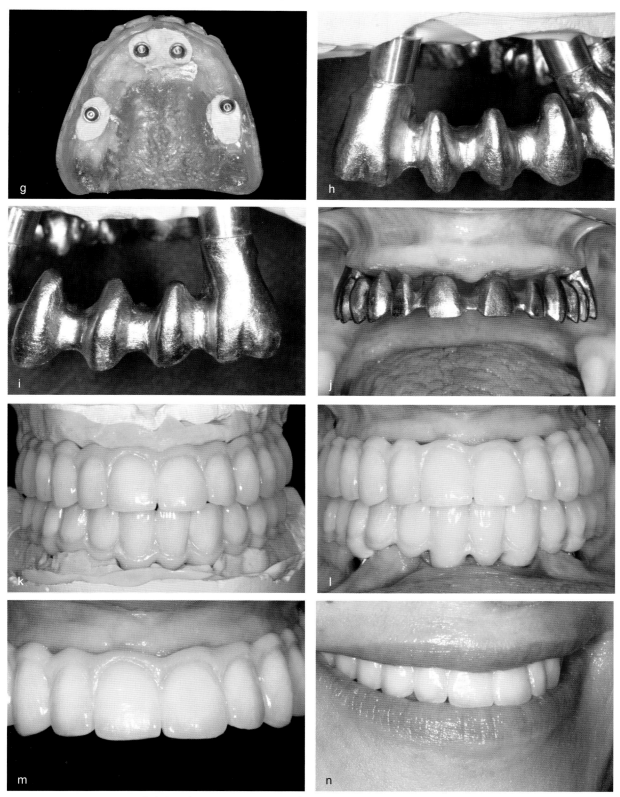

图5-7（续） （g）4颗种植体的位置在印膜托盘中被精确记录，石膏被用作印模材料。（h，i）口内试戴验证了上颌半贵金属合金支架的完全就位，以及在石膏印模清洁的工作模型上被动就位。这种大小的支架通常需要二次焊接来确保被动就位。（j）试戴支架并且在拧紧期间验证其适合性。（k）用陶瓷人工牙龈进行美学修复，以制作出和谐的牙齿形状和大小。（l）上下两个半贵金合金的金属陶瓷义齿螺丝固位，并对其咬合进行了检查，并给出了维护指导。（m）种植修复的生物整合。（n）美学与微笑线的融合，揭示了修复的重要指标。

架可能会出现变形（特别是较长的牙弓，比如无牙颌的上颌骨），需要使用钎焊和焊接，这就产生了增加支架断裂风险的机械弱点。由于铸造这些支架的局限性，计算机辅助制造（CAM）逐渐增加。

钛支架（使用CAM技术）

在过去的20年里，钛合金支架在精度和临床的性能上有了很大优化。第四代Procera种植桥（Biocare）是基于通过切割计算机数字控制（CNC）铣削的过程，从一个钛块加工而成的。该解决方案是针对黄金合金支架的问题而开发的。实际上，由于CAM技术，这些支架可以达到完美的被动就位。

对临床表现的文献分析证实了钛支架对于牙列缺损和牙列缺失的情况来说，是一个很好的替代传统金合金支架的方法[10-11]。这个分析的总结[12-14]（图5-8）显示了不同义齿的成功率。

在匹配精度方面，与传统的金合金支架相比，研究结果趋向于证明钛支架的优越性。他们还强调了Procera种植桥和前几代桥体的首选性[20-24]。这个分析的总结（图5-9）显示了不同桥体的平均形变。

20年前[25]机械加工的钛支架制造开始开发，并且继续发展[26]。他们有几个优势：

- 降低患者的治疗费用
- 临床步骤减少，因此总的治疗时间减少
- 较高的生物相容性，可以使用龈下种植体义齿的连接方式
- 降低腐蚀风险

- 优良的机械学性能
- 精确调整（约25μm）。这低于骨植入界面所耐受的微动100μm以下，为种植治疗提供了早期负重和即刻负重等的治疗时机

诸如Procera种植桥等钛支架的使用并没有改变临床治疗方案，但在技工室工作中引入了一个新概念。基于修复义齿设计的支架树脂模型必须被制作。并对模型进行扫描，使用坐标测量机（CMM）来获取对主模型上种植体位置的信息。在与轴联动的数控机床上对集成钛块进行加工。使用CMM确认精度。完成研磨抛光。

通过机械加工的钛支架也没有焊接的可能性，即使激光焊接。

这可能是不利的，因为对于不能被动就位的支架（由于没有正确记录种植体的位置）就位是无法解决的。事实上，Procera种植桥的适应性取决于其对印模的准确性和技术人员的处理。因此，在每个临床和技工室阶段都需要绝对的精确。

最后，由于钛在880℃的同素异形转换，这些支架则需要使用低熔点的陶瓷，并且陶瓷和钛之间的结合仍然不确定，而且很不牢固。直接在钛支架上上瓷的选择似乎缺乏固位。

钛支架在Brånemark型义齿或上部结构中更常用，即混合义齿（见下一节），在此基础上上传统的陶瓷，以避免陶瓷与钛合金的结合产生不确定性。然而，这些系统需要适当的义齿空间，拔牙后即刻种植在骨吸收较低的病例中很难获得。

图5-10展示了一个用钛支架修复义齿的病例。

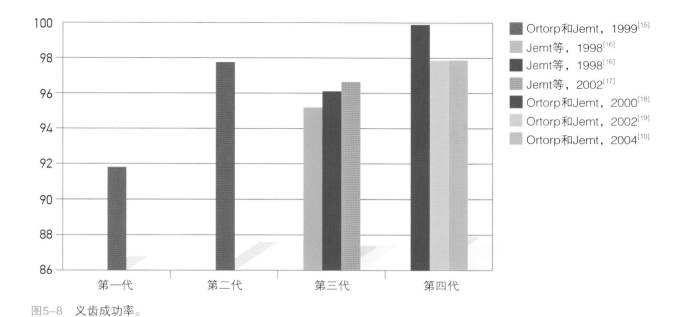

图5-8 义齿成功率。

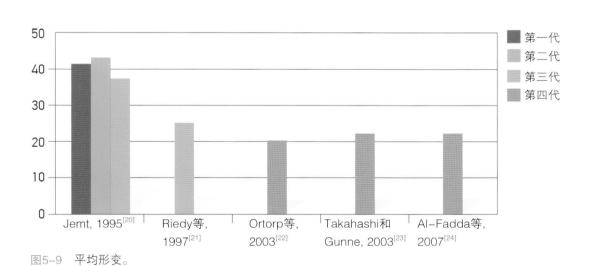

图5-9 平均形变。

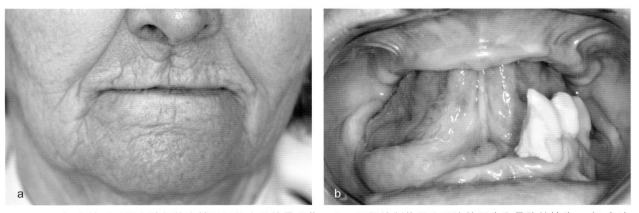

图5-10 （a）缺乏对唇和脸颊的支撑显示着大量的骨吸收。人工牙龈的制作是为了弥补牙齿和骨骼的缺失。（b）这种口内观显示上颌吸收，并显示出由于左下颌牙保留而造成骨吸收的不平衡。

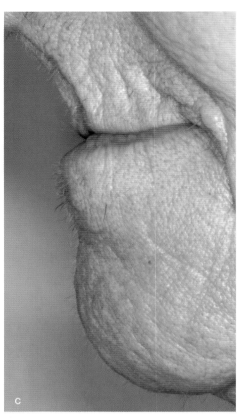

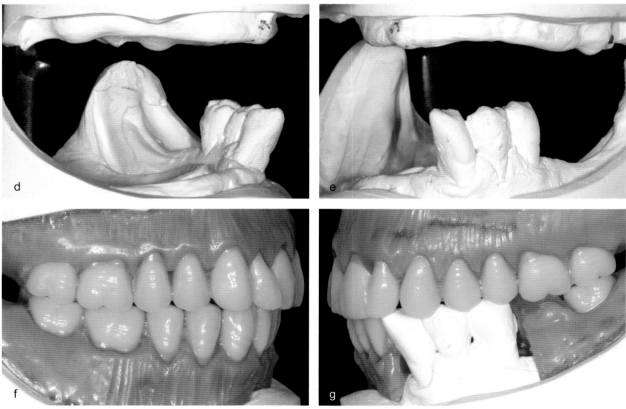

图5-10（续）　（c）侧面观强调缺少唇的支撑。（d，e）在殆架上安装有正确的垂直距离的石膏模型，显示出明显的可用的义齿空间。保留剩下的牙齿，这些牙齿伸长并且牙周状态较差，与恢复一个正确的义齿咬合平面是不相符的。（f，g）选择传统的全口义齿进行咬合重建。

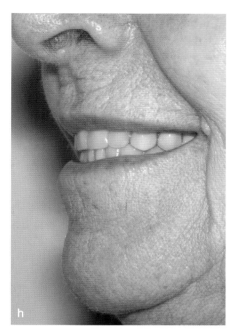

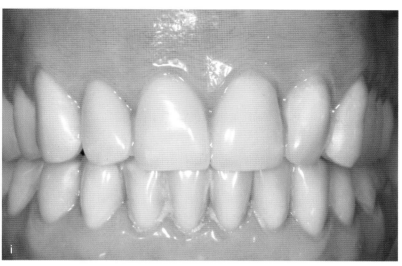

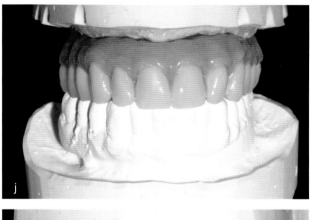

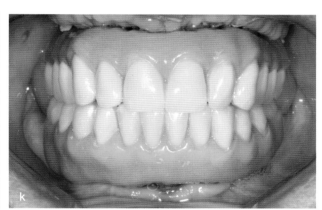

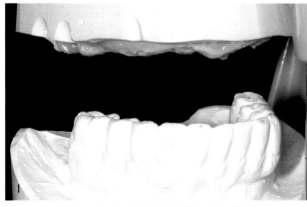

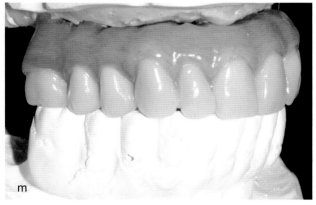

图5-10（续） （h）种植体支持修复的可预测性依赖于上下颌全口义齿来实现，它们需要美学和功能相结合。（i）所有的美学参数都必须在植入前用全口义齿进行验证。（j，k）放置8颗上颌骨种植体并即刻负重。在一个由咬合调整后的个别托盘印模中，制作螺丝固位的临时义齿。注意人工牙龈在义齿上的重要性，这弥补了上颌骨的吸收。（l）治疗的最后阶段开始于种植体周围组织稳定的情况下。在这种情况下，考虑到垂直和水平层面上明显的骨质吸收，使用带有树脂人工牙龈的Brånemark型义齿。用开窗取模来精确记录种植体位置（见上一节关于印模和被动就位）。（m）上颌义齿安装在𬌗架上。

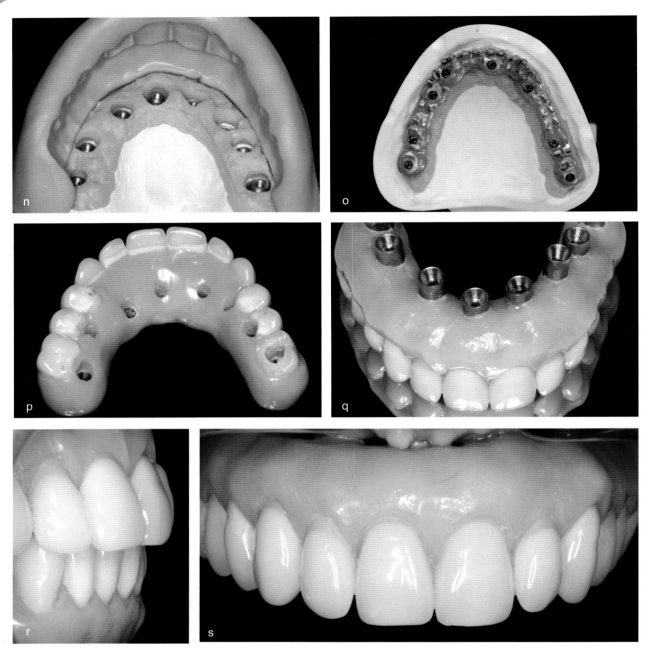

图5-10（续） （n，o）一个颊部硅橡胶导板由临时义齿制成，用于记录可用的义齿空间，并根据所确认的牙齿排列来设计钛支架。（p，q）最终的义齿。（r）Brånemark型义齿被固定在8颗上颌骨种植体上。树脂人工牙龈和外围修复体为了补偿严重的骨吸收并且提供外围肌肉所需要的支持。（s）种植体周围有足够的空间以确保修复体的维护和可持续性。

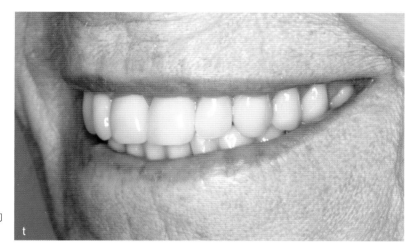

图5-10（续） （t）患者可以再次微笑，适应临床情况的永久修复体恢复了患者的美学外观。

氧化锆支架（使用CAM技术）

氧化锆是一种主要在牙科领域使用的陶瓷，它可以作为一种添加剂（例如，In-ceram Zirconia，Vident）或稳定的形式（例如，带有钇或铈的氧化锆）。另一种富含氧化铝和稳定元素铈（12mol%）的氧化锆正在开发中。似乎在口腔环境中表现出更好的特性[29]。

氧化锆与其他类型的牙科陶瓷不同，因为它具有很强的弯曲强度[例如，Empress II（Ivoclar Vivadent）][30-34]，从400MPa增加到1200MPa），较高的抗折裂强度（与氧化铝的4.5MPa相比，最高可达10.5MPa）[30-31,35]，并具有通过相位转换增强的特性[30,36-41]。因此，氧化锆支架的义齿具有这些优点：

- 较高的机械性能
- 较好的光学性能（有时涂上一层不透明或白色的遮色层来矫正）
- 较好的生物相容性（像所有陶瓷一样）

在文献中，氧化锆支架的失败率很高，部分原因是它们自身的特性，部分原因是它们的制作流程。事实上，尽管该材料具有机械强度，但用氧化锆支架制造义齿从它的起始和整个制作过程都需要非常精确，从而能降低碎屑和裂开的风险。

印模

这一印模的目的是为了获得可靠的铸型，可以使氧化锆支架的模型被制造出来。它应该精确地记录种植体的位置，以确保支架在种植体上的完全就位。事实上，氧化锆不能容忍任何钎焊或焊接。满足这些规范的材料选择是石膏，它几乎没有永久变形（见前一节关于印模和被动适应）。

氧化锆支架的设计

有足够修复空间的氧化锆支架设计是很重要的。此外，在烘烤和冷却的过程中，使用常规厚度的美学陶瓷可以使内部的界面应力最小化，这可能会影响到义齿的强度。一些专家建议在义齿的不同成分之间建立一个最小的厚度[42-45]。这些厚度取决于成分的数量：

- 3种成分2.7mm
- 4种成分4mm
- 5种成分4.9mm

然后对mock-up比较模型进行扫描，以获得Procera氧化锆种植桥架。

在技工室处理氧化锆支架

强烈反对对机械加工支架进行调整。事实上，无论采用何种调整方式（切割或抛光），以及使用的钻的大小，这些改变都会使支架产生缺损，引发裂缝，并降低义齿的整体抵抗力。然而，当开始考虑修复时，需要进行大量冲洗。记住，任何加工和烘烤的表面陶瓷都能影响氧化锆支架的耐蚀性[47-53]。一般来说，每一个氧化锆块的制作过程，从制作到它放置在口腔中，都会在支架的表面产生应力。它会引起氧化锆结构的变化，同时伴随着内部的应力集中，将会影响支架的强度。这些力量将增加材料产生的断裂点的概率。

锆瓷连接

只有在被控制的情况下，通过相变进行强化是一个优势（在需要的时候）。事实上，它可以在陶瓷表面受到外界压力的初始期抵消这种力量，避免裂隙产生，例如咬合力（氧化锆的机械强化）。当相变转换被无意识地触发（例如，在对美学饰烤瓷或支架制作过程中），产生内部压力时，问题就产生了，这些压力被储存在材料中，影响了氧化锆支架的稳定性。

为了更好地了解这种结合，应回顾金属烤瓷的机制。与金属结合的原理机制被称为烤瓷。原理是利用金属和陶瓷热膨胀系数的变化来产生内部应力，从而加强结合。但烤瓷的前提是支架表面的微粗化，大多数都是由喷砂产生的。

因此，氧化锆的使用是受限制的，因为喷砂除了由于材料的硬度而失效，似乎还会导致更多的问题（如材料的老化和结构变化）[46,54]。

在金属烤瓷系统中，金属和陶瓷热膨胀系数的标准偏差是已知的（即结合增强）可以很容易地完成。然而，这不是氧化锆和饰面瓷的情况。一些学者认为，氧化锆的内部应力太复杂了，建议不要改变内部热膨胀系数[55-57]。类似的，一些学者建议慢慢地烘焙和冷却饰面瓷，以限制内部应力的相互作用，而氧化锆内部应力的控制是很差的[58]。

最后，一种合成陶瓷的方法可以提高质量以及结合的强度[59-61]。第一层玻璃瓷加工应通过CAM技术切削氧化锆支架完成。第二层长石陶瓷通过传统方法放置在表面上。因此，这种义齿结合了美学效果较好的长石陶瓷和陶瓷的优点。

放置义齿

义齿被以35N·cm扭矩固定在种植体上。目前关于氧化锆支架上紧螺钉的效果研究很少，但相对谨慎的做法是在植入肩台处留出最小的空间，以减少这些薄弱区域骨折的风险。

义齿的放置引发了另一个问题：氧化锆与水的作用。最初在21世纪初，人们在髋关节置换手术中首次观察到氧化锆在水中的溶解度，这引发了重大的问题。根据Chevalier的说法[54]，水被认为是与支架接触的一种压力，导致微裂缝，并产生深度渗透。这种现象是导致氧化锆加速老化的原因，随着时间的推移，这将增加支架断裂的风险。

水作用下的氧化锆的老化可以分为3个步骤：①水的腐蚀性作用产生一种压力，导致从正方到单斜晶体（图5-11a）的相变。②改变第一个晶体会引起体积的增加，这本身就会对邻近的晶体产生应力，并引起它们的转变（图5-11b）。③这种现象会一点点地传播，造成表面微裂隙，从而形成有利于物质渗透的空隙（图5-11c）。

然而，最受影响的氧化锆类型也是最常用的：Y-TZP。与氧化铝及稳定的铈相关联的氧化锆，和水的亲融性也很好，目前正在开发中[27-29]。

然而，可以使用这种材料的主要适应证有：可用修复空间较小的种植支持义齿以及即刻种植

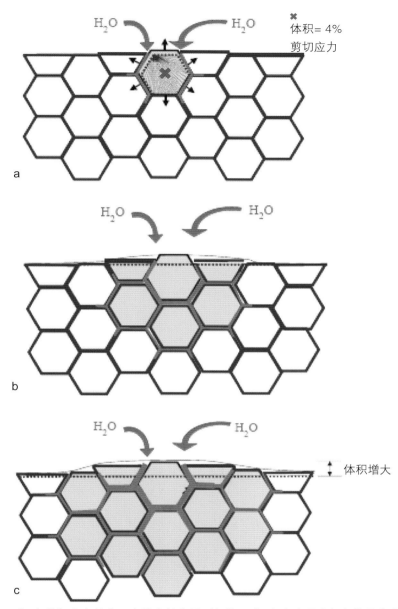

图5-11 水引起的锆的老化。（a）剪切应力是由于水的腐蚀作用引起的。（b）应力是由相邻的晶体产生的。（c）表面的微裂隙允许水渗入锆石。

的义齿修复；种植体支持的义齿在拔牙后即刻种植。锆-陶瓷连接的质量和内部应力的控制可以通过内部处理与美学饰瓷的烘烤改进。

采用钴铬加工的新支架，将有助于克服与氧化锆相关的问题，并能使金瓷义齿的制作得到完美的整体结合，并获得较高的临床成功率。

图5-12展示了一个使用氧化锆支架修复的种植病例。

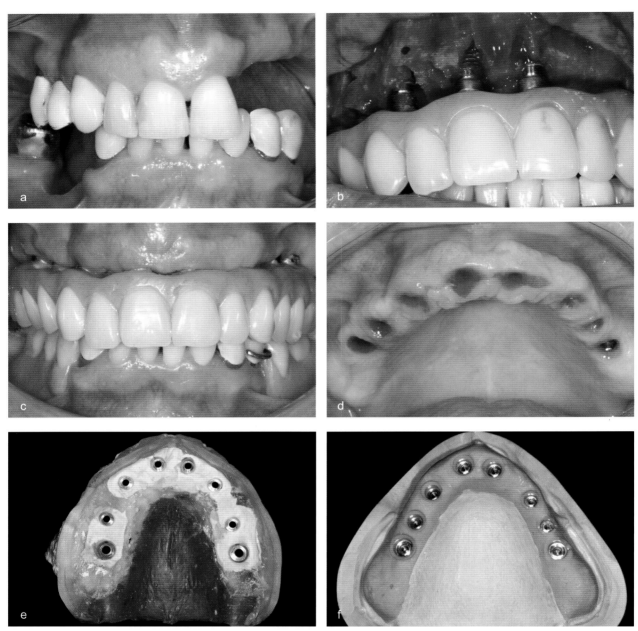

图5-12 （a）一个患者的口内观，他渴望一个固定的修复解决方案，拒绝临时的可摘义齿。保留剩下的上颌牙齿会不利于治疗的成功。在导板指导下即刻种植即刻修复能够满足他的要求。（b）在骨移植和缝合前放置螺丝固位的临时义齿完成即刻负重。在这个阶段，所有种植体进行完美的被动就位是很重要的。义齿与种植体之间通过引导基台连接。（c）在骨整合期间，应检查和平衡咬合。植体植入3个月后，由于植体周围组织的愈合，基台有较少的暴露。（d）牙龈出现在引导基台的周围。最终的义齿修复阶段可以开始。（e, f）支架的适合度取决于设计义齿的工作模型。用石膏来获得种植体的开窗式印模。这将用于制作氧化锆支架全瓷修复体，使用计算机辅助设计/计算机辅助制造技术（CAD / CAM）完成。

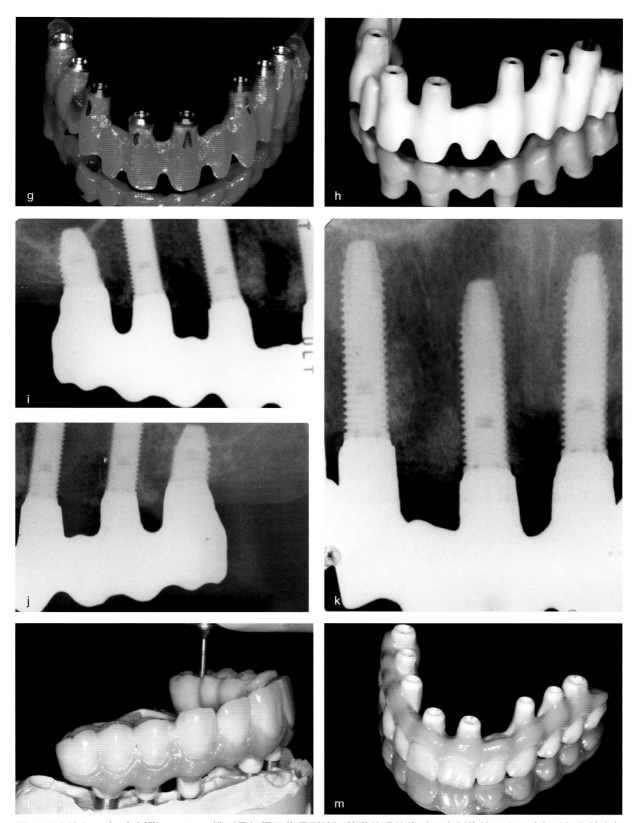

图5-12（续） （g）树脂mock-up模型是根据正位得到验证美学外观的临时义齿制作的。为了避免对氧化锆支架的调整，应该特别注意该配件的设计。实际上，扫描这种mock-up模型将允许使用CAD／CAM技术直接完成氧化锆支架设计。（h）氧化锆支架应在现阶段进行试戴，其对种植体的适应性在不过度加压的情况下进行检查。（i~k）影像学检查允许对支架的完美就位进行验证。（l）在饰瓷后对义齿被动就位进行机械学验证。（m）带有人工牙龈的全瓷义齿已经完成。

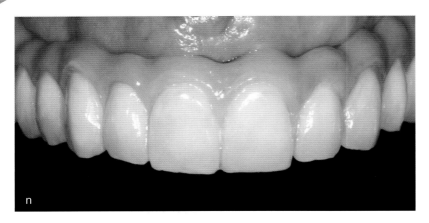

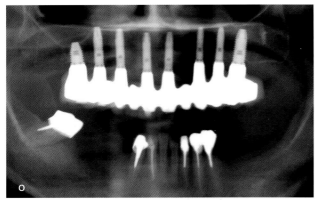
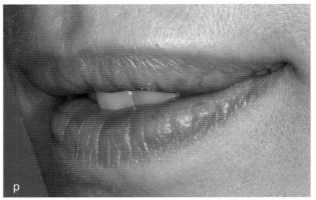

图5-12（续） （n）带有人工牙龈的全瓷修复体的美学效果。它能补偿骨量的吸收。适当的间隙调整可使种植体易于维护和耐用。（o）全景放射片显示在骨整合18个月后，支架适合性和种植体周围骨水平的稳定性。（p）有适当上唇支持的患者自然微笑像。

混合义齿

混合义齿是使用粘接固位和螺丝固位的组合固定义齿。

混合义齿有一个螺丝固位的上部结构，在这个结构上，一个粘接固位的美学陶瓷被固定于支架上。这些支架可以分为一部分、两部分或者三部分，在某些情况下对于有特殊的审美要求的患者，所有的全瓷冠都可以作为单冠基台的制作，并粘接在上部结构上[例如，陶瓷桥（Malo Clinic），在第6章中描述]。

在这种类型的修复治疗中，如果必要，人工牙龈可能会由上部结构或支架支持。

高度柔性是混合义齿结合了粘接义齿的优点（例如，可以允许种植体的方向偏颊侧）以及螺丝固位的义齿（即容易拆除，种植体周围没有过量的粘接剂以及对种植体位置有一定的宽容度）。

由于它的成本，它仍然有3个主要的适应证：①对美观需求较高并且骨吸收情况不适合于传统的固定义齿修复；②在一个轻微或适度减少的可用义齿修复空间的情况下，人工牙龈的使用是必要的，但也许局部的Brånemark型义齿修复有可能美学效果不佳；③在种植体位置不良的情况下（种植体穿出位点不佳，在有限的修复空间，或者修复体的角度不符合螺丝固位的情况下，或者有义齿修复空间较大时）并且患者有较高的美学需求。

在图5-13~图5-16展示不同类型的混合义齿。

病例 1：没有人工牙龈的混合义齿

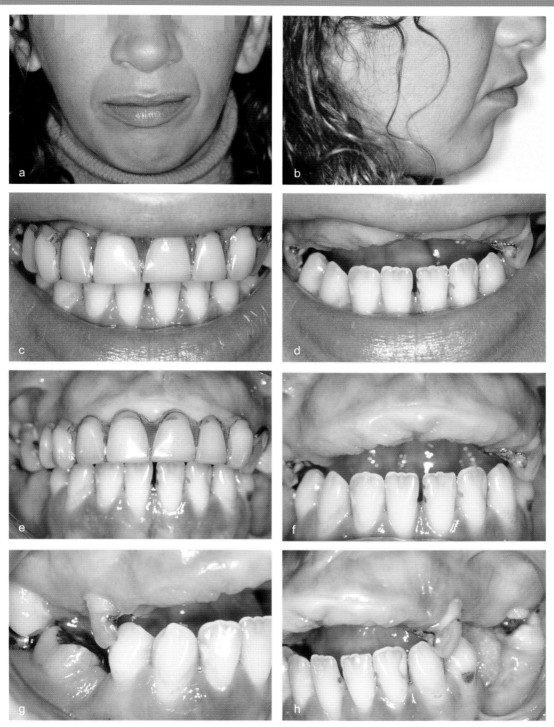

图5-13 （a，b）对患者进行完整的上颌修复的初步检查。没有迹象表明面部的下1/3高度不足，嘴唇的支撑是适当的。（c）带着不美观义齿的微笑，这种义齿与美学上的咬合平面不符。（d）没有义齿，在微笑中可见部分牙槽嵴，这是垂直截骨术的一个标志。（e）初始口内正面观。（f~h）在没有义齿的口内情况，较低的义齿修复空间和较差余留牙齿的情况是可见的。

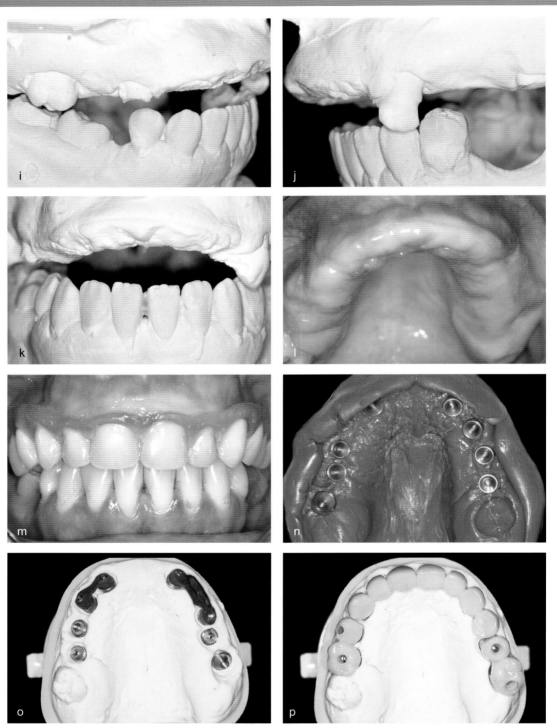

图5–13（续） （i~k）对模型的仔细检查证实了需要进行垂直截骨以恢复足够的义齿空间。（l）在拔牙过程中垂直减少骨高度。（m）制作一个可摘的临时义齿是为了测试美学和新的美学殆平面，因为不需要额外的嘴唇支撑，最终的修复将不包括人工牙龈。（n）植入8颗种植体（由法国巴黎的H. Antoun完成手术），使用聚醚制取印模制作临时义齿。（o，p）因为种植体植入角度与螺丝固位的义齿不兼容，计划制作混合型临时义齿：后牙部分用螺丝固位，前牙区域采用粘接固定。定位index为前牙基台的安装做好准备。

病例 1（续）：没有人工牙龈的混合义齿

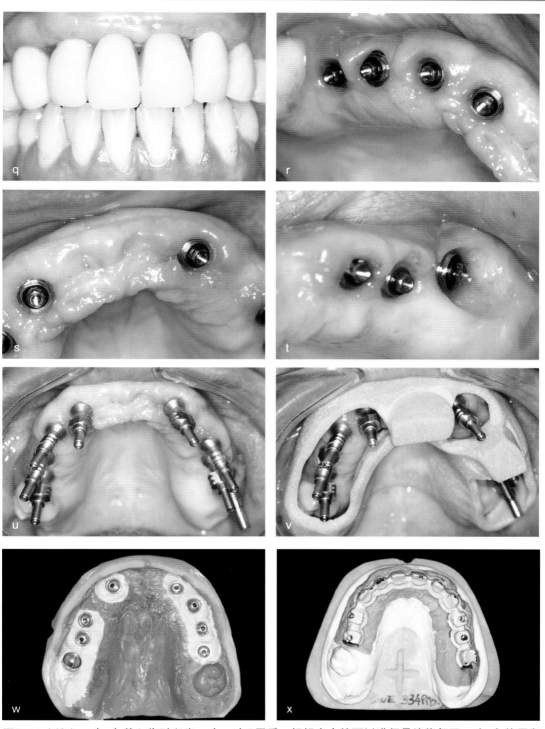

图5-13（续） （q）戴入临时义齿。（r~t）8周后，组织愈合就可以进行最终修复了。（u）使用印模膏制取新的印模；前牙区种植体方向的分散度是明显的。（v）用于石膏和聚醚混合印模的个别托盘。（w）印模的视图。（x）为了便于扫描支架的mock-up被涂层。

病例1（续）：没有人工牙龈的混合义齿

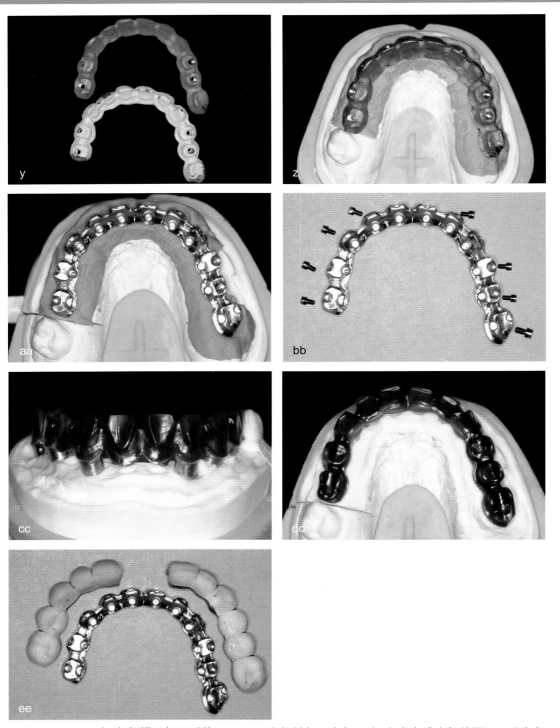

图5-13（续）　（y）扫描及加工后的mock-up和机械加工支架。（z）未完成支架的视图；注意与（p）所示的index的对应关系。这个支架的铣削工作目前还没有完成，因为它不能被加工系统精确地复制。（aa，bb）支架在技工室里被打磨，有利于美学陶瓷的保留和稳定性。（cc，dd）制作蜡型。（ee）混合义齿由一个支架和两部分美学全瓷牙组成。

病例 1（续）：没有人工牙龈的混合义齿

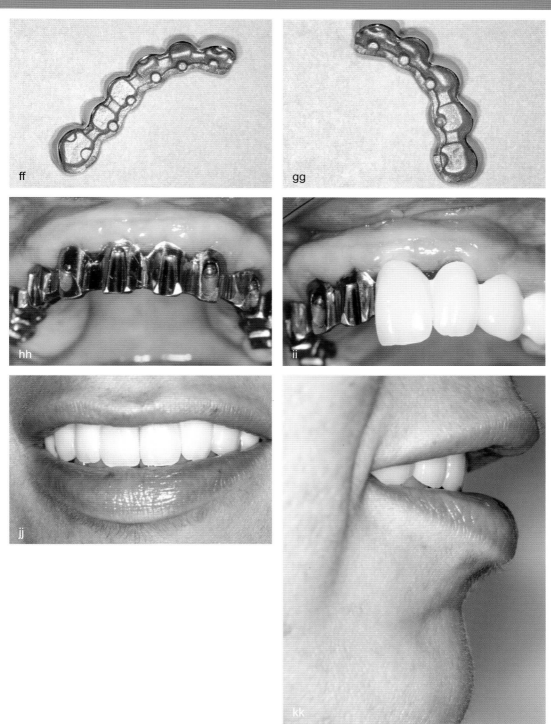

图5-13（续） （ff，gg）美学陶瓷牙部分凹面的视图。（hh）支架在口腔中试戴，以验证其完美地被动就位。（ii）支架与陶瓷牙关系的视图。（jj，kk）患者微笑像显示了最终修复的美学效果。一种混合型义齿由于几个原因被适用：根据患者的特殊要求；不可能因为种植体和牙齿的位置不匹配而制作粘接固位的修复体；由于前牙区种植体的轴向位置，不可能制作螺丝固位的修复体。

病例 2：混合义齿的牙龈位于支架上

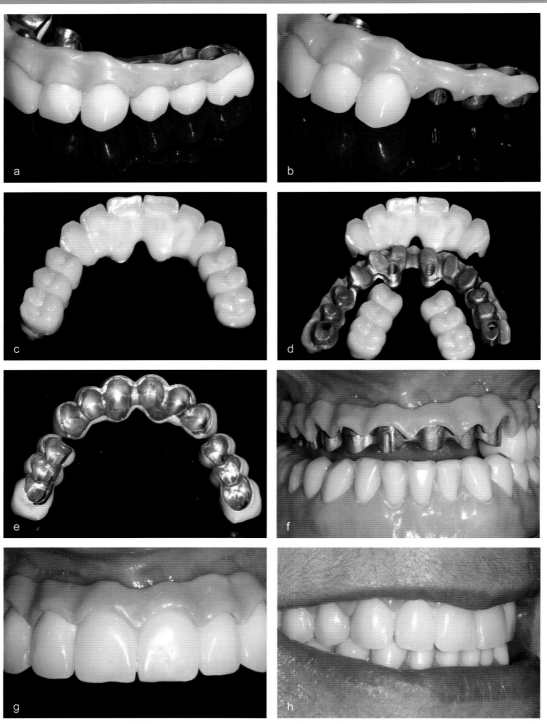

图5-14 （a）混合义齿的视图。（b）后牙区一部分烤瓷牙被移走，以显示人工牙龈是由支架支撑的。这种方法适用于有大量可用的义齿空间，而混合义齿相比于Brånemark型义齿有更好的美学效果和个性化饰瓷。（c，d）陶瓷被分成3部分。（e）陶瓷部分的凹面。（f）上颌骨左侧陶瓷牙的口内观。（g）在完成混合义齿组装后的正面视图。请注意修复体的最佳美学。（h）义齿与患者的微笑很好地结合在一起。

病例 3：混合义齿的牙龈位于瓷修复体上

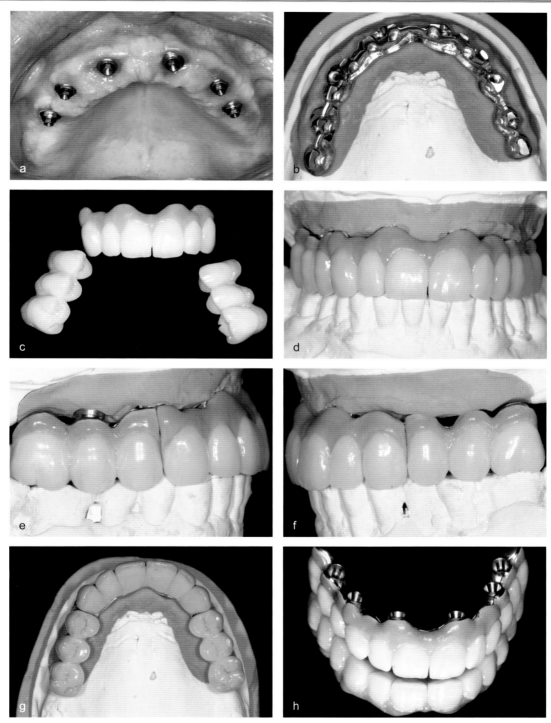

图5-15 （a）Class Ⅱa分类病例的初始情况，放置6颗种植体。（b）由于需要人工牙龈并且一些种植体植入角度，若选用螺丝固位义齿是受限制的。此时需要使用混合义齿。（c）人工牙龈会得到瓷牙的支持。这是在中度吸收的情况下使用的，因为可用的义齿空间是有限的。（d~f）在𬌗架上修复体的视图显示了混合义齿的美学灵活性。（g，h）口内戴入前的义齿视图。

病例3（续）：混合义齿的牙龈位于瓷修复体上

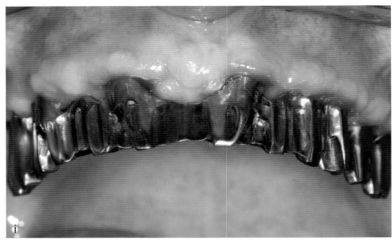

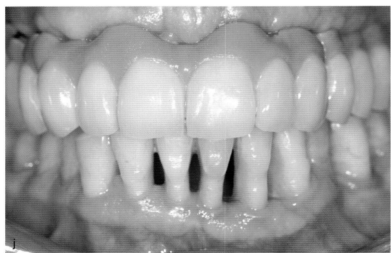

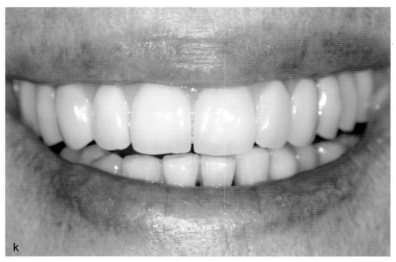

图5-15（续）　（i）支架戴入后，验证被动就位。（j）戴入义齿。（k）患者微笑像，牙齿和牙龈被协调恢复。

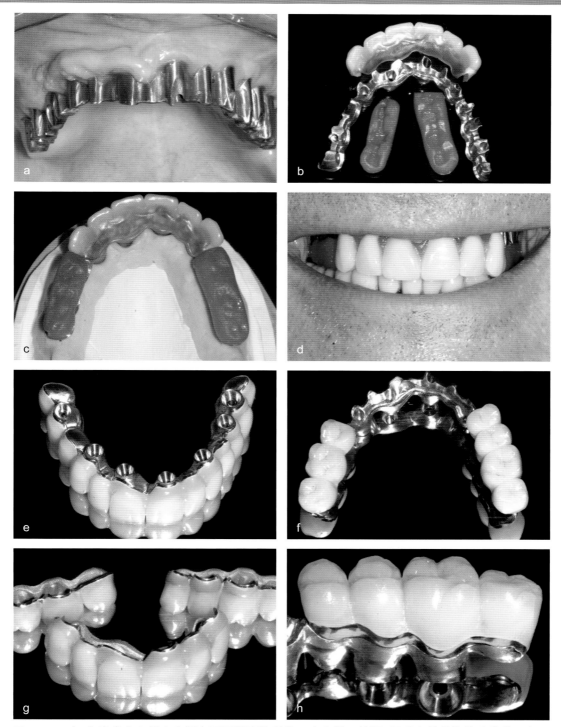

图5-16 （a）患者在上颌左右侧有不同程度的吸收。在左侧，放置4颗垂直的种植体（分类Ⅰ），并且在右侧放置3颗有角度的种植体（分类Ⅱb）。尽管存在这种差异，但义齿的扩展空间是相同的。（b）由于吸收的差异，特别注意的是混合义齿的美学。在制作烤瓷牙部分之前，先要进行诊断蜡型的试戴。（c）在模型上放置诊断蜡型的殆面视图。（d）试戴蜡型。蜡型被调改，与笑线相协调。（e~h）混合义齿的视图，包括一个支架和3颗烤瓷牙部分及人工牙龈。

病例4（续）：混合义齿，这个病例中有混合骨吸收和没有先前的成骨成形术

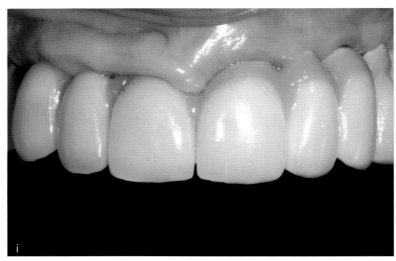

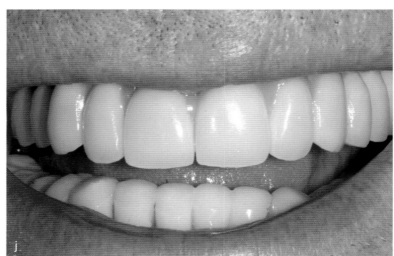

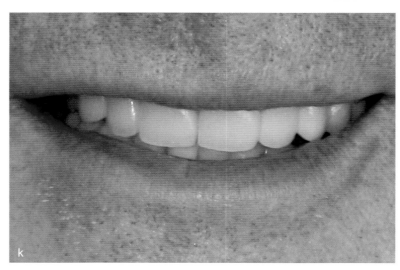

图5-16（续）　（i）明确的口内观显示了不同的吸收程度。（j，k）最终的美学效果。即使在这种情况下，使用混合义齿能产生良好的美学效果，但是在自然牙龈和人工牙龈之间的过渡线仍然是明显的。

参考文献

[1] Daas M, Dada K, Postaire M, Vicaud F, Raux D, Brutus V. Les traitements implantaires avec NobelGuide. Paris: Quintessence, 2008.

[2] Bedrossian E, Sullivan RM, Fortin Y, Maló P, Indresano T. Fixed-prosthetic implant restoration of edentulous maxilla. J Oral Maxillofac Surg 2008;66:112–122.

[3] Brånemark PI, Zarb G, Albrektsson T. Tissue-Integrated Prostheses. Chicago: Quintessence, 1985.

[4] Drossart M, Dada K, Daas M. Implants et édentement complet maxillaire fortement résorbé: Nouvelle approche. Inf Dent 2009;32:1746–1752.

[5] Malo P, Rangert B, Nobre M. All-on-4 immediate-function concept with Brånemark System implants for completely edentulous maxillae: A 1-year retrospective clinical study. Clin Implant Dent Relat Res 2005;7(Suppl 1):S88–S94.

[6] Krekmanov L, Kahn M, Rangert B, Lindström H. Tilting of posterior mandibular and maxillary implants for improved prosthesis support. Int J Oral Maxillofac Implants 2000;15:405–414.

[7] Michelon P, Mariani P. Les bridges ostéo-ancrés maxillaires. Réflexion sur la forme et la fonction. Cah Prothese 1994;3:5–16.

[8] Maló P, Nobre Mde A, Lopes I. A new approach to rehabilitate the severely atrophic maxilla using extramaxillary anchored implants in immediate function: A pilot study. J Prosthet Dent 2008;100:354–366.

[9] Daas M, Dada K, Postaire M. Intérêt de l'empreinte mixte plâtre-polyéthers avec un montage directeur polymérisé en implantologie. Alternatives 2007;33:3–14.

[10] Ortorp A, Jemt T. Clinical experiences of computer numeric controlled-milled titanium frameworks supported by implants in the edentulous jaw: A 5-year prospective study. Clin Implant Dent Relat Res 2004;6:199–209.

[11] Ortorp A, Jemt T. Laser-welded titanium frameworks supported by implants in the partially edentulous mandible: A 10-year comparative follow-up study. Clin Implant Dent Relat Res 2008;10:128–139.

[12] Vicaud F, Daas M. Le dévelopement des armatures en titane en prothèse implant-portée [thesis]. Paris: Paris Descartes University, 2004.

[13] Jemt T, Bäck T, Petersson A. Precision of CNC-milled titanium frameworks for implant treatment in the edentulous jaw. Int J Prosthodont 1999;12:209–215.

[14] Ortorp A, Jemt T. Early laser-welded titanium frameworks supported by implants in the edentulous mandible: A 15-year comparative follow-up study. Clin Implant Dent Relat Res 2009;11:311–322.

[15] Ortorp A, Jemt T. Clinical experiences of implant-supported prostheses with laser-welded titanium frameworks in the partially edentulous jaw: A 5-year follow-up study. Clin Implant Dent Relat Res 1999;1:84–91.

[16] Jemt T, Bergendal B, Arvidsson K, et al. Laser-welded titanium frameworks supported by implants in the edentulous maxilla: A 2-year prospective multicenter study. Int J Prosthodont 1998;11:551–557.

[17] Jemt T, Bergendal B, Arvidson K, et al. Implant-supported welded titanium frameworks in the edentulous maxilla: A 5-year prospective multicenter study. Int J Prosthodont 2002;15:544–548.

[18] Ortorp A, Jemt T. Clinical experiences of CNC-milled titanium frameworks supported by implants in the edentulous jaw: 1-year prospective study. Clin Implant Dent Relat Res 2000;2:2–9.

[19] Ortorp A, Jemt T. Clinical experience of CNC-milled titanium frameworks supported by implants in the edentulous jaw: A 3-year interim report. Clin Implant Dent Relat Res 2002;4:104–109.

[20] Jemt T. Three-dimensional distortion of gold alloy castings and welded titanium frameworks. Measurements of the precision of fit between completed implant prostheses and the master casts in routine edentulous situations. J Oral Rehabil 1995;22:557–564.

[21] Riedy SJ, Lang BR, Lang BE. Fit of implants frameworks fabricated by different techniques. J Prosthet Dent 1997;78:596–604.

[22] Ortorp A, Jemt T, Back T, Tord J. Comparisons of precision of fit between cast and CNC-milled titanium implant frameworks for the edentulous mandible. Int J Prosthodont 2003;16:194–200.

[23] Takahashi T, Gunne J. Fit of implant frameworks: An in vitro comparison between two fabrication techniques. J Prosthet Dent 2003;89:256–260.

[24] Al-Fadda SA, Zarb GA, Finer Y. A comparison of the accuracy of fit of 2 methods for fabricating implant-prosthodontic frameworks. Int J Prosthodont 2007;20:125–131.

[25] Sjögren G, Andersson M, Bergman M. Laser welding of titanium in dentistry. Acta Odontol Scand 1988;46:247–253.

[26] Eliasson A, Wennerberg A, Johansson A, Ortorp A, Jemt T. The precision of fit of milled titanium implant frameworks (I-Bridge) in the edentulous jaw. Clin Implant Dent Relat Res 2010;12:81–90.

[27] Szmukler-Moncler S, Salama H, Reingewirtz Y, Dubruille JH. Timing of loading and effect of micromotion on bone dental implant interface: Review of experimental literature. J Biomed Mater Res 1998;43:192–203.

[28] Ericsson I, Randow K, Nilner K, Petersson A. Early functional loading of Brånemark dental implants: 5-year clinical follow-up study. Clin Implant Dent Relat Res 2000;2:70–77.

[29] Tanaka K, Tamura J, Kawanabe K, et al. Phase stability after aging and its influence on pin-on-disk wear properties of Ce-TZP/Al2O3 nanocomposite and conventional Y-TZP. J Biomed Mater Res A 2005;67:200–207.

[30] Lawson S. Environmental degradation of zirconia ceramic. J Eur Ceram Soc 1995;15:485–502.

[31] Christel P, Meunier A, Heller M, Torre J-P, Cales B, Peille C-N. Mechanical properties and short-term in vivo evaluation of yttrium-oxide partially stabilized zirconia. J Biomed Mater Res 1989;23:45–61.

[32] Tagaki H, Nishioka K, Kawanami T. The properties of a closely sintered zirconia. Ceram Forum Int 1985;62:195–198.

[33] Piconi C, Maccauro G. Zirconia as a ceramic biomaterial. Biomaterials 1999;20:1–25.

[34] Tinschert J, Zwez D, Marx R. Structural reliability of alumina-, feldspar-, leucite-, mica-, and zirconia-based ceramics. J Dent 2000;28:529–535.

[35] Suttor D, Hauptmann H, Franck S. Fracture resistance of posterior all ceramic zirconia bridges. J Dent Res 2001;80:640.

[36] Buijs J. Zircone: Un matériau méconnu. Stratégie Prothétique 2003;3:39–42.

[37] Green DJ, Hannink RHJ, Swain MV. Transformation Toughening of Ceramics. Boca Raton: CRC Press, 1989:137–144.

[38] Hannick RH, Kelly PM, Muddle BC. Transformation toughening in zirconia-containing ceramics. J Am Ceram Soc 2000;83:461–486.

[39] Cales B, Stefani Y. Yttria-stabilised zirconia for improved orthopedic prostheses. In: Wise DL (ed). Encyclopedic Handbook of Biomaterials and Bioengineering. New York: Marcel Dekker, 1995:415–452.

[40] Christel P. Zirconia: The second hip generation of ceramics for total hip replacement. Bull Hosp Joint Dis Orthop Inst 1989;49:170–177.

[41] Guazzato M, Quach L, Albakry M, Swain MV. Strength, fracture toughness and microstructure of a selection of all-ceramic materials. Part II. Zirconia-based dental ceramics. Dent Mater 2004;20:449–456.

[42] Studart A, Filser F, Kocher P, Luthy H, Gauckler L. Fatigue of zirconia under cyclic loading in water and its implications for the design of dental bridges. Dent Mater 2007;23:106–114.

[43] Larsson C, Holm L, Lovgren N, Kokubo Y. Fracture strength of four-unit Y-TZP FPD cores designed with varying connector diameter. An in-vitro study. J Oral Rehabil 2007;34:702–709.

[44] Kohorst P, Herzogt J, Borchers L, Stiesch-Scholz M. Load-bearing capacity of all ceramic posterior four-unit fixed partial dentures with different zirconia frameworks. Eur J Oral Sci 2007;115:161–166.

[45] Luthy H, Filser F, Loeffel O, Schumacher M, Gauckler L, Hammerle C. Strength and reliability of four-unit all-ceramic posterior bridges. Dent Mater 2005;21:930–937.

[46] Wang H, Aboushelib M, Feilzer A. Strength influencing variables on CAD/CAM zirconia frameworks. Dent Mater 2008;24:633–638.

[47] Sundh A, Molin M, Sjogren G. Fracture resistance of yttrium oxide partially stabilized zirconia all-ceramic bridges after veneering and mechanical fatigue testing. Dent Mater 2005;21:476–482.

[48] Taskonak B, Borgesb G, Mecholsky J, Anusavice K. The effects of viscoelastic parameters on residual stress development in a zirconia/glass bilayer dental ceramic. Dent Mater 2008;24:1149–1155.

[49] Oilo M, Gjerdet NR, Tvinnereim H. The firing procedure influences properties of a zirconia core ceramic. Dent Mater 2008;24:471–475.

[50] Guazzato M, Quach L, Albakry M. Influence of surface and heat treatments on the flexural strength of Y-TZP dental ceramic. J Dent 2005;33:9–18.

[51] Kosmac T, Oblak C, Jevnikar P. The effect of surface grinding and sandblasting on flexural strength and reliability of Y-TZP zirconia ceramic. Dent Mater 1999;15:426–433.

[52] Kosmac T, Oblak C, Jevnikar P. Strength and reliability of surface treated Y-TZP dental ceramics. J Biomed Mater Res 2000;53:304–313.

[53] Curtis AR, Wright AJ, Fleming GJ. The influence of surface modification techniques on the performance of a Y-TZP. Dent Mater 2006;34:195–206.

[54] Chevalier J. What future for zirconia as a biomaterial? Biomaterials 2006;27:535–543.

[55] Fischer J, Stawarzcyk B, Trottmann A, Hämmerle CH. Impact of thermal properties of veneering ceramics on the fracture load of layered Ce-TZP/A nanocomposite frameworks. Dent Mater 2009;25:326–330.

[56] Fischer J, Stawarzcyk B, Trottmann A, Hämmerle CH. Impact of thermal misfit on shear strength of veneering ceramic/zirconia composites. Dent Mater 2009;25:419–423.

[57] Aboushelib M , Feilzer AJ, De Jager N , Kleverlaan CJ. Prestresses in bilayered all-ceramic restorations. J Biomed Mater Res B Appl Biomater 2008;87:139–145.

[58] Guess PC, Kulis A, Witkowski S, Wolkewitz M, Zhang Y, Strub JR. Shear bond strengths between different zirconia cores and veneering ceramics and their susceptibility to thermocycling. Dent Mater 2008;24:1556–1567.

[59] Aboushelib M, De Jager N, Kleverlaan C, Feilzer A. Microtensile bond strength of different components of core veneered all-ceramic restorations. Dent Mater 2005;21:984–991.

[60] Aboushelib M. Effect of the veneering method on the fracture and bond strength of bilayered zirconia restorations. Int J Prosthodont 2008;21:237–240.

[61] Aboushelib M, De Jager N, Kleverlaan C, Feilzer A. Microtensile bond strength of different components of core veneered all-ceramic restorations. Part 3: Double veneer technique. J Prosthodont 2008;17:9–13.

All—on—4 理念

All-on-Four Concept

Paulo Malo，口腔外科博士，博士，Malo诊所创始人以及私人医生，里斯本，葡萄牙

João Borges，口腔外科博士，MDent，理学硕士，私人医生，里斯本，葡萄牙

Miguel de Araújo Nobre，口腔卫生，MSc Epi，葡萄牙里斯本大学医学院预防医学组

Armando Lopes，口腔外科博士，口腔外科主任，Malo诊所，里斯本，葡萄牙

Isabel Lopes，口腔外科博士，葡萄牙里斯本大学口腔医学院口腔外科学系临床导师

即刻负重理念

即刻负重是在手术阶段同期植入种植体以及安装基台和牙冠（或修复体）的一种临床修复方式[1]。文献详细报道了种植治疗的效果，治疗的创新在于治疗方法的趋于简化。即刻负重使病例的治疗操作明显简化，因为即刻负重在一次治疗中同时可完成种植和修复，并且在无牙颌的修复中长期修复成功率很高[2-6]。此外，即刻负重可为患者的心理提供积极效应，并为临床工作提供便利[1,7-8]。

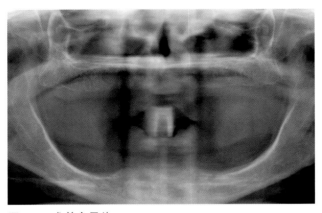

图6-1　术前全景片。

临床理论基础

最初在位于葡萄牙里斯本的Malo私人诊所中提出并实施了All-on-4的临床研究。它的概念是在无牙颌中基于最佳数量的种植体（即4颗）支撑全口义齿。其优势在于两个远中种植体的后倾，并允许对称地存在两个牙位的远端悬臂，因此，All-on-4适用于大部分临床情况[9-10]。其他章节已介绍了完整的治疗程序，本章对All-on-4进行总结，强调重要的细节。

无牙颌中植入垂直种植体完成即刻负重的长期效果已被证明是可预测的[11-13]。然而，后牙的长期缺失以及上颌窦的气化常导致后牙区可用牙槽骨的丧失，并且下牙槽神经在下颌的位置表浅，导致在后牙区不能植入种植体（图6-1）。可用骨高度不足的解决方法是倾斜种植体的使用，可最大限度地利用骨量，并缩短远中悬臂梁。倾斜种植体[11-13]使用的诸多优点使其成为All-on-4治疗的关键：

- 向后移动种植体的支撑[9,14-15]
- 增加种植体的长度[9,14]
- 种植体的植入沿着密质骨（上颌窦前壁）并到达上颌前牙区的密质骨以增加初期稳定性[9,14-15]
- 修复设计为导向决定种植位置[15]
- 优化种植体之间的距离且减小悬臂梁[9]

此外，远中倾斜种植体支撑远中悬臂梁较垂直种植体有一个重要的生物力学优势，如有限元分析冠状面应力的研究所示[16]。All-on-4的设计克服解剖结构上的限制并为固定义齿即刻修复提供了解决方案。

适应证与非适应证

必须对患者进行一个完整的术前评估，包括现病史、临床检查并且使用曲面断层（骨高度）和CT扫描完成影像学检查（骨宽度、骨高

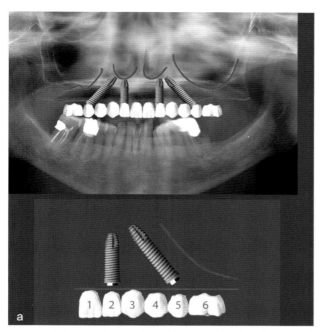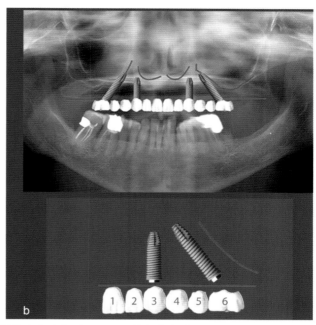

图6-2　All-on-4各种手术方法的种植体位置。（a，b）上颌骨中度吸收时All-on-4的标准方法。

度、解剖结构和牙槽骨缺陷如囊肿等）。上颌窦前壁之间以及下颌骨颏孔之间剩余牙槽骨的高度以及宽度是决定All-on-4手术方法的关键，其类型分为：标准、混合或颌外。

标准手术计划

　　All-on-4的标准手术方法是：上颌前牙区植入2颗轴向种植体，为了克服上颌窦的解剖限制，后牙区沿着上颌窦前壁倾斜45°植入2颗种植体。上颌无牙颌，解剖方面必须考虑上颌窦前壁、牙槽嵴的体积和中线。All-on-4标准方法修复的解剖适应证是牙槽嵴宽度>4mm、高度>10mm。上颌骨不同程度的吸收均可使用All-on-4的方法，因为后牙区种植体的位置决定种植体之间的距离。上颌骨的吸收程度决定后牙区种植体顶端在牙槽嵴的不同位置，通常在第一磨牙（中度吸收，图6-2a，b）和第一前磨牙（严重吸收，图6-2c）之间。如果不满足这些条件，应该考虑混合型或颌外All-on-4方法。

上颌混合型和颌外型种植术

　　在混合型All-on-4的治疗程序中，联合使用上颌骨位点和上颌骨外位点（即位于颧骨）（图6-2d）。在颌外型All-on-4中所有4颗种植体均使用上颌骨外位点（图6-2e）。

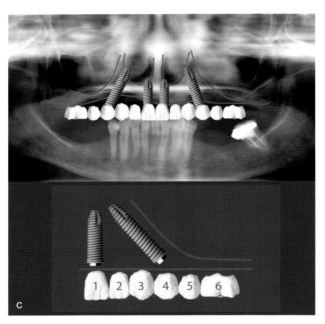

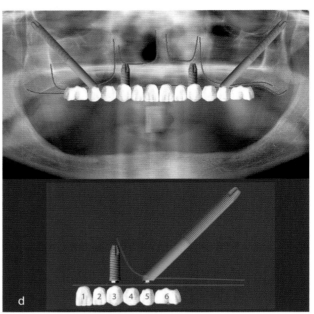

图6-2（续）（c）上颌骨显著吸收时All-on-4的方法。（d）混合型All-on-4。（e）颌外型All-on-4。

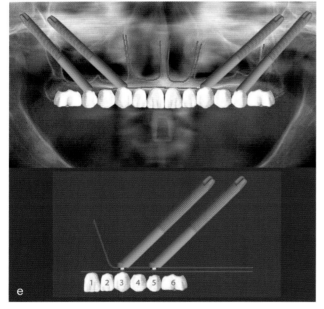

优点

All-on-4是在不使用复杂骨再生手术的前提下为伴有骨吸收的无牙颌患者进行固定修复的手术方式。与骨移植手术相比，All-on-4手术更加微创，并且降低了术后并发症的发生率以及成本。以前不进行骨移植手术而无法采取种植修复的患者，将得益于这种治疗方法。All-on-4这种手术方法在恢复美学和功能上均有着很高的成功率并且可以在很短的时间内进行修复（术后几分钟或者几小时）。此外，使用更少的种植体（生物力学支撑范围内）简化了手术和修复的程序，例如取模或修复体被动就位的获得。All-on-4手术方法因不需要骨移植，所以简化了手术过程并且明显降低了患者的成本。

表6-1	Malo无牙颌修复设计
参数	步骤
垂直距离	同时使用Willis美学和Thompson的功能方法评估垂直距离。严重骨吸收与缺牙有关，并且伴随全口活动义齿使用而恶化，导致牙槽骨的吸收和牙龈创伤。骨吸收和缺牙决定垂直距离减少的程度。
唇支撑	牙槽骨吸收和缺牙改变口轮匝肌的位置且导致上唇凹陷。上唇的皱纹是无牙颌患者出现的典型症状。
笑线	应隐藏天然牙龈和人工牙龈之间的过渡区。在评估天然牙龈的水平，制作活动义齿来决定手术中是否需要去骨。通常上颌骨严重萎缩的患者在没有佩戴可摘义齿的情况下，或患者保持最大微笑，其天然牙龈也是不可见的。需要用数码照片记录手术过程。
颌位关系	手术前应仔细研究颌位关系，以检验和纠正存在的错误。
咬合	应从以下方面核对： • 单侧尖牙引导 • 前伸切牙引导 • 无早接触点
义齿的美观与协调性	恢复牙齿的颜色（使用比色板：如Heraeus Kulzer）和形状、人工牙龈、龈乳头的形状、Spee曲线和美学协调性，根据患者的需求与面部美学来确定美学协调性。

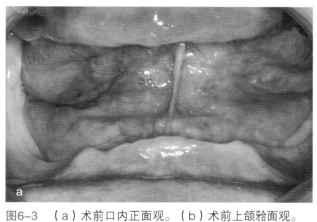 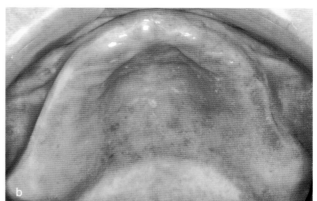

图6-3 （a）术前口内正面观。（b）术前上颌𬌗面观。

All-on-4 固定种植术

术前拍摄口内照片和取模，并且根据无牙颌修复设计方案进行美学评估（表6-1和图6-3）。佩戴活动义齿，在患者的颏下和鼻尖做标记：这两个标志之间的距离决定维持或增加佩戴即刻修复体后的垂直距离。

翻瓣手术

在标准上颌All-on-4修复治疗中，从后牙位点开始翻瓣（图6-4a，b），为植入种植体和安装基台做准备。根据牙槽嵴顶不规则程度，选择咬骨钳或其他设备修整牙槽嵴（图6-4c，d）。倾斜种植体的植入需要特殊的辅助工具（All-on-4 NobelGuide，图6-4e，f）。导板放置于

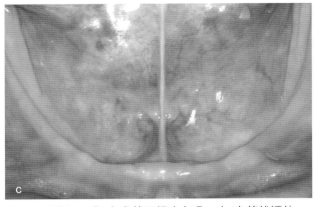

图 6-3（续）　（c）术前下颌咬合观。（d）笑线评估。

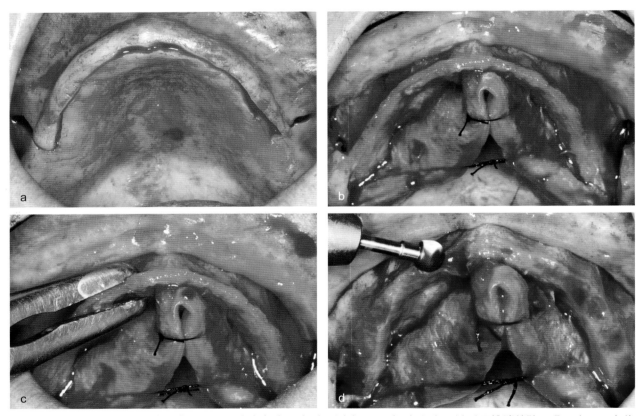

图6-4　临床病例展示翻瓣的标准All-on-4治疗方法。（a）手术切口。（b）翻全厚瓣后牙槽嵴的殆面观。（c，d）修整牙槽骨为种植体的植入做准备。使用咬骨钳（c）和球钻（d）修整牙槽嵴。

上颌中线处2mm的骨洞内，弯曲无牙颌简易导板钛板与对颌的咬合中线一致（图6-4g，h）。通过这种方式，它可以引导种植体位于对颌修复体的中间，同时找到最好的种植位置和倾斜角度以及美学支撑。遵循标准程序植入种植体，除非种植点还未预备完成，其余均需保证在最终种植体植入时扭矩超过30N·cm。

种植位点通常是用2.0mm的先锋钻确定深度，之后使用2.4/2.8mm或3.2/3.6mm的扩孔钻扩大皮质骨入口，具体使用哪一直径的扩孔钻取决于骨密度和种植体直径（图6-4i~l）。种植体颈部位于骨平面，尽可能做到双皮质固定。种植体长度有10~18mm不等。即刻种植的病例，应该清创和清洁拔牙窝来减少感染的风险。

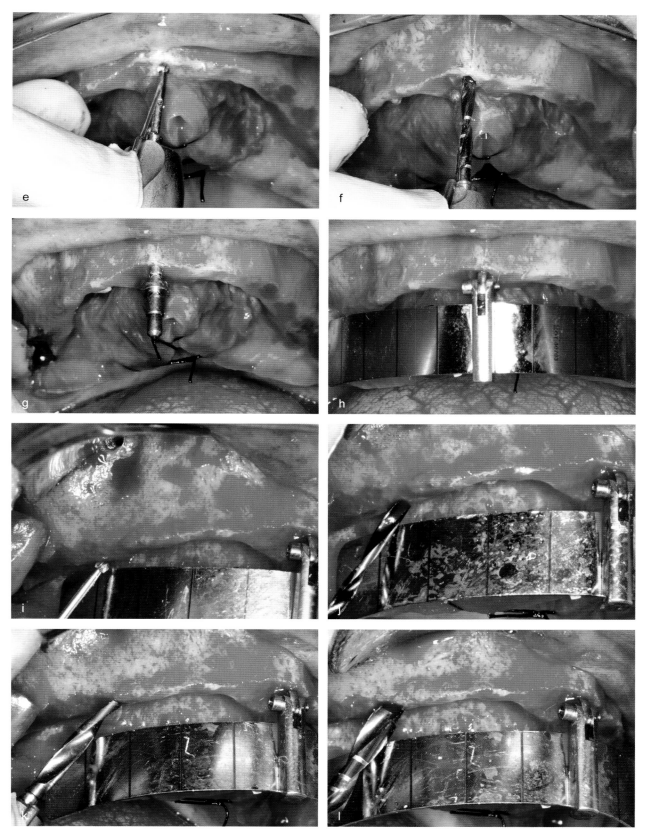

图6-4（续）　（e~g）制备All-on-4 定位导板固位窝。（h）放置All-on-4无牙颌简易导板。（i~l）（i）球钻为倾斜种植体定位；（j）2.0mm 先锋钻；（k）2.4/2.8mm 扩孔钻；（l）3.2/3.6mm扩孔钻。

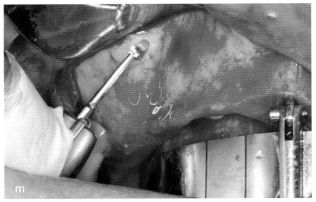

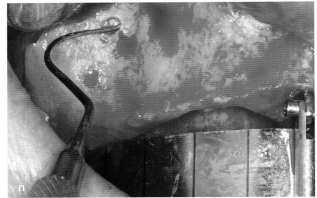

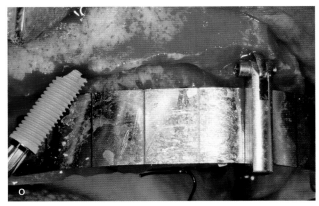

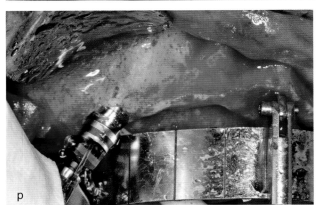

图6-4（续） （m，n）探查上颌窦前壁。（o）植入远中种植体。（p）使用扩孔钻。（q）放置30°角4mm高角度复合基台。

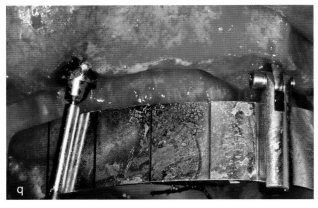

种植体植入上颌骨

在上颌磨牙颊侧沿牙槽嵴顶做两个辅助切口，将黏骨膜瓣剥离。使用球钻在上颌窦区域打开一个小窗口来确定上颌窦前壁的确切位置（图6-4m，n）。后牙种植体的倾斜植入位点位于尖牙和第二前磨牙之间。种植体沿上颌窦前壁大约

45°角倾斜植入（图6-4o）。放置30°角度基台于种植体上，最大纠正15°的倾斜度（图6-4p，q）。后牙区的种植体直径为4mm。

取代无牙颌简易导板，使用方向杆垂直定位前牙种植体（图6-4r，s）。注意前牙区种植体的位置一般控制在尖牙区之前，不能让其根

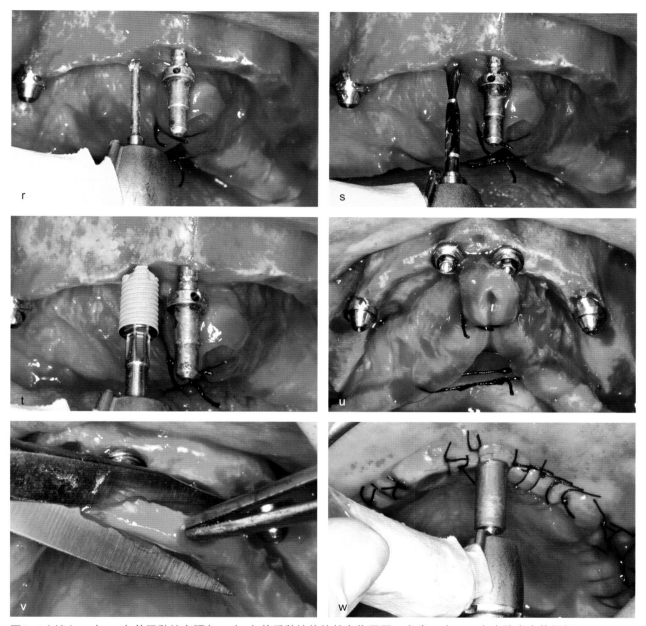

图6-4（续） （r~t）前牙种植窝预备。（u）前后种植体的基台位于同一高度。（v，w）去除多余软组织。

尖和倾斜的后牙区种植体发生接触。通常前牙区的种植体直径为4mm，尽管可用3.3mm。通常前牙区的种植体放置在侧切牙或中切牙的位置上（图6-4t）。为了保证卫生和义齿的机械强度，4个基台应该在相同的高度（图6-4u）。在缝合前可以适当去除皮瓣边缘多余组织（图

6-4v～y）。

即刻修复

临时的全口聚丙烯义齿应该在手术当天完成。使用开窗印模个别托盘。缝合后，螺丝固定印模杆，并且通过金属杆和树脂index来固定印

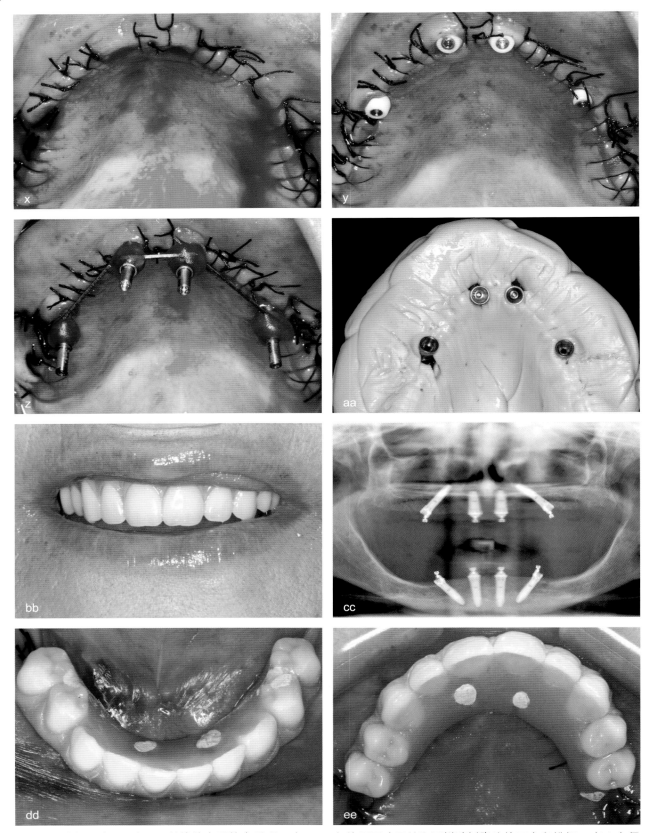

图6-4（续）　（x，y）4-0丝线缝合后的术后观。（z，aa）使用正畸弓丝和丙烯酸树脂连接开窗印模杆。（bb）佩戴即刻修复体口外观。（cc）术后全景片。（dd，ee）佩戴即刻修复体口内观。

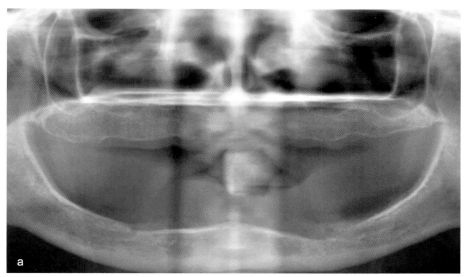

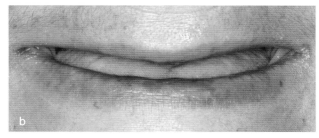

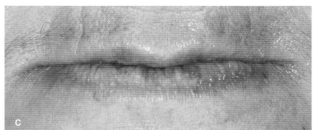

图6-5 （a）术前全景片。（b，c）术前口外正面观。

模杆的位置（图6-4z）。模型的精确性影响义齿的被动就位。印模杆周围放置少量软的硅橡胶，然后用放置软的硅橡胶的开窗托盘再次取模（图6-4aa）。但不能使用轻型印模材料，因为它们可以进入缝合区域导致术后感染。卸下印模杆后，安装愈合帽，在义齿制作过程中支撑种植体周围的黏膜。在技工室根据印模制作高精度带有钛丝加强的烤塑修复体，通常在2~3小时后给患者戴入。临时修复体的悬臂梁不应超过一个牙位，因此，临时修复体的牙齿数目为10~12颗不等，取决于牙槽骨吸收的程度（永久修复体可有两个牙位的悬臂梁）（图6-4bb ~ ee）。

不翻瓣手术

在不翻瓣手术方法中，种植体的位置与翻瓣手术是一样的，但种植体的植入是在外科导板（NobelGuide，Nobel Biocare）的引导下完成，外科导板是基于三维计算机模拟CT扫描获得患者的颌骨。术前制作的义齿在术后可以立刻戴入患者口内。因为没有黏膜损伤，术后会更舒适并且肿胀也更轻。这个优势对使用抗凝血剂和凝血障碍的患者很重要。然而，不翻瓣手术有特殊的纳入标准，骨组织的要求与All-on-4翻瓣手术一致，足够的开口度来放置手术器械（至少40mm）、低笑线（上颌修复时不需要去骨）以及没有牙齿或已经植入种植体的干扰[17]，图6-5为不翻瓣的All-on-4治疗方法。

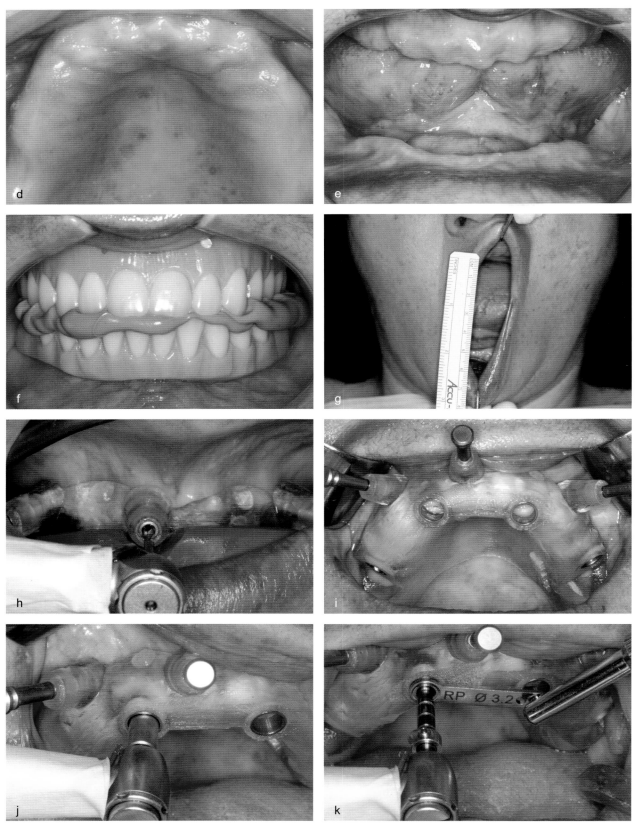

图6-5（续）　（d）术前上颌殆面观。（e）术前口内正面观。（f）放射导板就位。（g）评估张口度。（h，i）使用3个固位钉在口内固定Nobel导板。（j）环切。（k）分别使用2.0~2.8mm扩孔钻预备，以3.2mm扩孔钻完成预备。

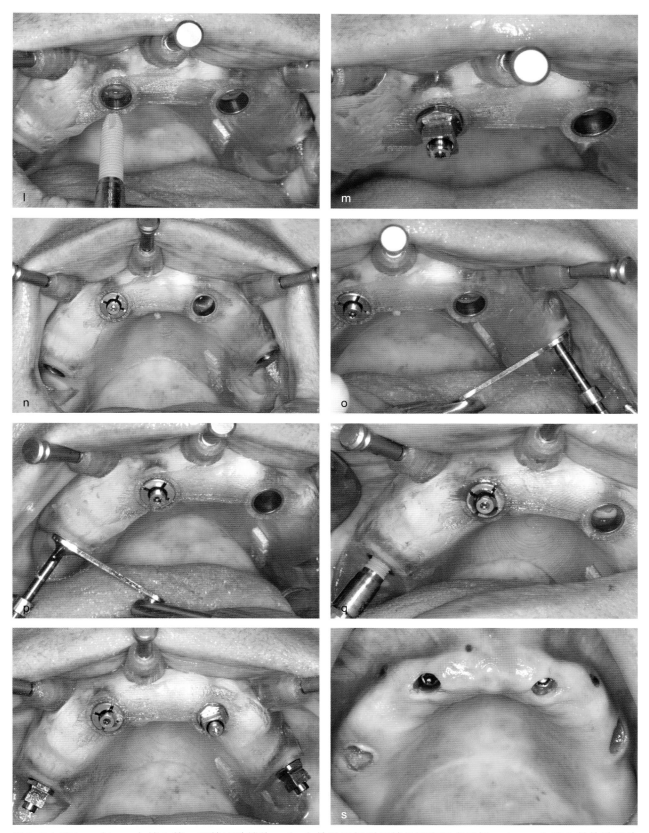

图6-5（续） （l，m）植入第一颗前牙种植体。（n）放置导板引导基台固定手术导板。（o~r）植入其他种植体
（s）殆面观显示环切切口，无出血。

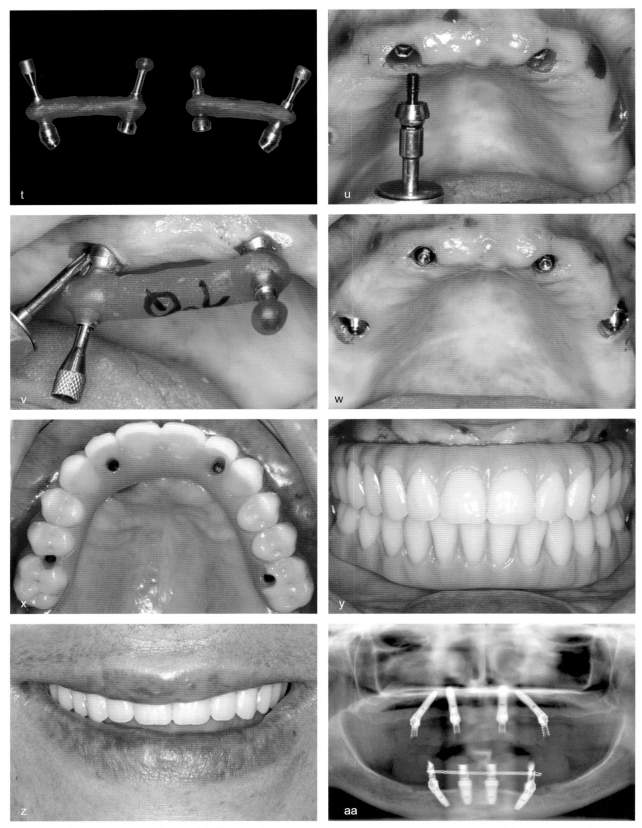

图6-5（续）　（t）30° 复合基台定位器。（u）2mm高复合基台。（v）放置30° 角度复合基台。（w）基台就位后殆面观。（x）恢复12颗牙齿的即刻修复体殆面观。（y）即刻修复体正面观。（z）戴入即刻修复体口外微笑像。（aa）术后全景片。

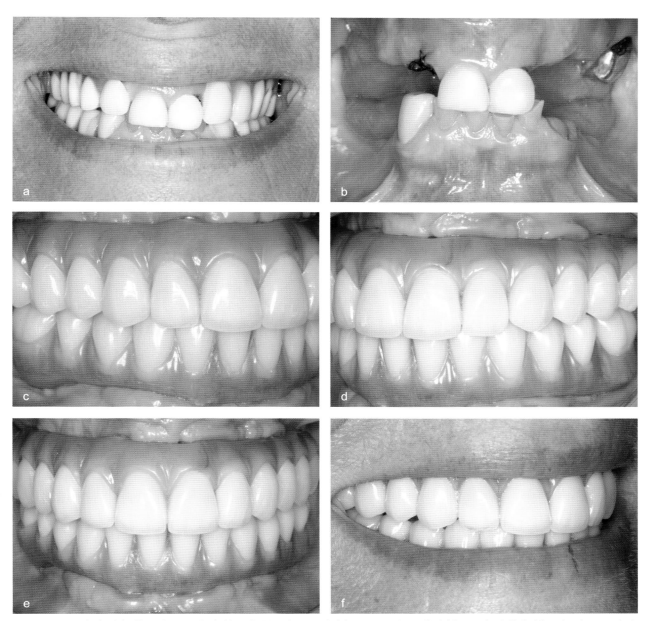

图6-6 戴入永久修复体。（a，b）术前口内观。（c，d）侧面观，上颌为烤瓷桥，下颌为烤塑桥。（e）正面咬合观。（f）永久修复体口外观。

永久修复

永久修复通常在术后4~6个月完成。它至少有12颗牙齿，必要时可增加为2个牙位的悬臂梁。

为了获得良好的修复体和螺丝通道的位置，永久修复体的初印模在前牙种植的种植体水平完成。这样，技工室就可以决定前牙种植体需要使用直角还是17°的角度复合基台。如果需要通过调整复合基台来获得更好的螺丝通道位置，则永久修复体仍在种植水平取二次印模。然后在技工室确定基台的位置，并在患者口内调整。取终印模时需要使用轻软的印模材料。

图6-6展示的病例，分别在上颌和下颌放置烤瓷桥和烤塑桥（Malo诊所完成）。由Malo诊所制作的烤瓷和烤塑修复体，烤瓷牙（Procera冠，Nobel Biocare）或烤塑牙（Palax-press

烤瓷桥

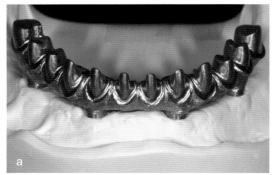
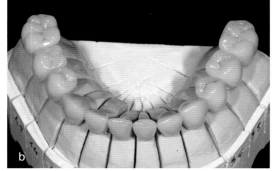
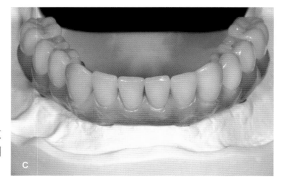

图6-7 （a）修复12颗全瓷牙齿的辅助加工钛支架的细节。（b）扫描后，制作全瓷冠。（c）制作完成后的钛支架烤瓷桥。

acrylic, Heraeus Kulzer）是由CAD/CAM制造的钛基底架（Procera支架和Rondo Ceramics, Nobel Biocare）临时修复体应避免悬臂梁，在前牙区的咬合接触应更强，其与关节长轴的距离更远，因此产生的力更小。推荐使用尖牙和前牙引导。调整永久修复体的咬合适应患者的标准咬合。

烤瓷桥

陶瓷桥是代替传统Brånemark型义齿的高品质选择。使用CAM技术的设计使其兼备钛支架的精度和全瓷修复的美学。永久修复的工作模型包括牙齿和人工牙龈。基于该模型，技工室制作支撑所有牙齿基牙的支架（图6-7）。扫描该支架，送至技工室使用钛加工，并完成所有基牙的扫描。制作安装于机械加工支架的全瓷冠，然后在支架上安装全瓷冠并粘接（干扰螺丝通道的病例中，调整相应牙冠的咬合面）。

最后一步是制作人工牙龈。通常，在支架上附着树脂牙龈。然而，如果瓷面是低熔点，另一个选择可将牙龈覆盖在瓷面上。

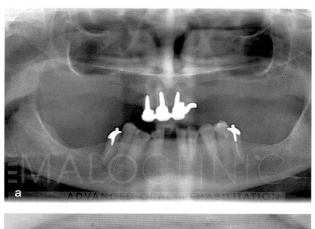
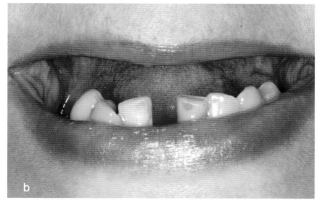
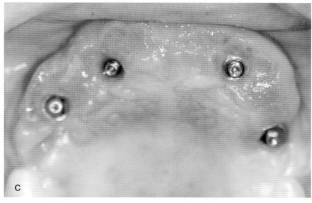
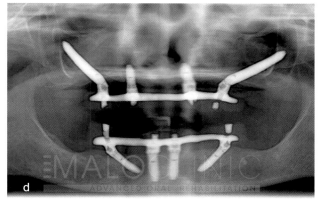

图6-8 使用混合All-on-4方法的临床病例。（a）术前全景片。（b）术前正面观。（c）术后上颌殆面观。（d）术后全景片。

上颌混合型和颌外型All-on-4种植术

上颌骨萎缩的另一种口腔修复方案是将种植体单独或结合常规种植体放在颧骨上[18-20]。然而，通过标准技术在颧骨位点植入种植体，通常因为颌骨吸收时牙槽嵴向腭侧萎缩导致种植体的顶端偏腭侧（特别是在重度萎缩的病例中）[20]。混合和穿颧治疗设计旨在通过在上颌窦外放置长的种植体解决这些困难，仅定位在颧骨上并在骨质中穿出时被腭部软组织覆盖。这允许种植体顶端定位在修复体设计的正确位置上。种植体位于侧切牙和第一磨牙之间是理想的修复位置，修复螺丝位于义齿的咬合面或位于修复体的内侧面穿过牙龈。如标准All-on-4技术，在手术当天完成全牙弓树脂义齿。两个临床病例展示了无牙颌患者使用混合（图6-8）和穿颧（图6-9）All-on-4技术重建了上颌。穿颧技术仅在颧骨内植入超长种植体取代1~4颗标准种植体，弥补了All-on-4技术的不足，使其适用于任何程度上颌骨萎缩的修复。

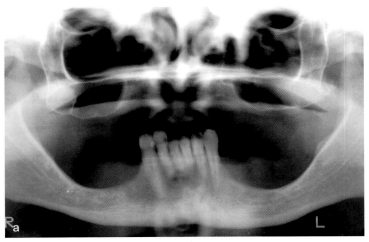

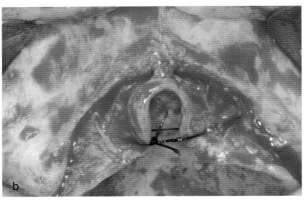
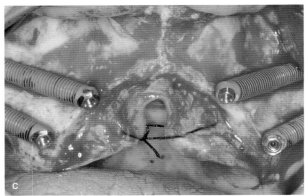

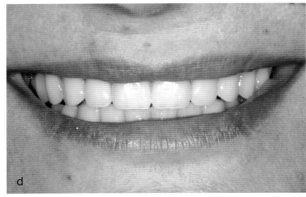
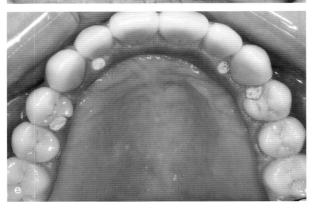

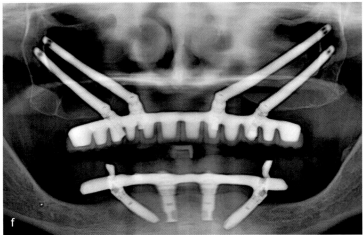

图6-9 使用穿颧All-on-4技术的病例。（a）术前全景片。（b）翻全厚瓣后牙槽嵴观。（c）植入后的穿颧种植体。（d）永久修复体后微笑像。（e）烤瓷桥的上颌𬌗面观，注意咬合区的螺丝穿出位点。（f）术后全景片。

表6-2	上颌骨标准 All-on-4的累积存活率（CSR）				
时间	种植体数量（颗）				CSR（%）
	合计	失败	个别脱落	存活	
手术当天至6个月	3672	36	56	423	99.02
6个月至1年	3157	16	24	311	98.52
1~2年	2806	4	28	914	98.38
2~3年	1860	2	24	950	98.27
3~4年	884	1	16	417	98.16
4~5年	450	0	4	352	98.16
5~6年	94	0	0	90	98.16
6~7年	4	0	0	4	98.16

表6-3	上颌混合和穿颧All-on-4累积存活率（CSR）				
时间	种植体数量（颗）				CSR（%）
	合计	失败	个别脱落	存活	
手术当天至6个月	458	4	4	58	99.13
6个月至1年	392	0	4	70	99.13
1~2年	318	0	2	137	99.13
2~3年	179	0	2	142	99.13
3~4年	35	0	0	35	99.13

临床数据

表6-2和表6-3展示了All-on-4种植体成功率。表6-2展示了上颌标准All-on-4技术的结果。数据集显示了最开始的临床研究[9]加上后续6年的随诊结果。

1年随访时，上颌平均骨水平相对种植体平台为0.9mm（标准差为1.0mm）。这些结果显示上颌修复中种植体脱落概率很低，并且在使用后第一个6个月后显著降低，这表明成活率很高。

表6-3展示了穿颧种植体的成功率。这个结果证明了混合All-on-4技术和穿颧种植体4年随访的高成功率。

结论

All-on-4在临床上已经被证明是有效的，成功率高，患者普遍接受并且适用于需要更多复杂技术的多种病例。这是可以常规应用于需要全口修复患者的标准化治疗程序。它适合进一步地简化，例如基于计算机设计的不翻瓣手术，并且可作为无牙颌患者修复的推荐方法。

参考文献

[1] Malo P, Rangert B, Dvarsater L. Immediate function of Brånemark implants in the esthetic zone: A retrospective clinical study with 6 months to 4 years of follow-up. Clin Implant Dent Relat Res 2000;2:138–146.

[2] Abboud M, Koeck B, Stark H Wahl G, Paillon R. Immediate loading of single-tooth implants in the posterior region. Int J Oral Maxillofac Implants 2005;20:61–68.

[3] Engquist B, Astrand P, Anzen B, et al. Simplified methods of implant treatment in the edentulous lower jaw: A 3-year follow-up report of a controlled prospective study of one-stage versus two-stage surgery and early loading. Clin Implant Dent Relat Res 2005;7:95–104.

[4] Covani U, Crespi R, Cornelini R, Barone A. Immediate implants supporting single crown restoration: A 4-year prospective study. J Periodontol 2004;75:982–988.

[5] Wolfinger JG, Balshi JT, Rangert B. Immediate functional loading of Brånemark System implants in edentulous mandibles: Clinical report of the results of developmental and simplified protocols. Int J Oral Maxillofac Implants 2003;18:250–257.

[6] Engstrand P, Gröndahl K, Öhrnell L-O, Nilsson P, Nannmark U, Brånemark P-I. Prospective follow-up study of 95 patients with edentulous mandibles treated according to the Brånemark Novum concept. Clin Implant Dent Relat Res 2003;5:3–10.

[7] Calandriello R, Tomatis M, Rangert B. Immediate functional loading of Brånemark System implants with enhanced initial stability: A prospective 1- to 2-year clinical and radiographic study. Clin Implant Dent Relat Res 2003;5(Suppl 1):10–20.

[8] Malo P. Immediate and early function of Brånemark System implants placed in the esthetic zone: A 1-year prospective clinical multicenter study. Clin Implant Dent Relat Res 2003;5(Suppl 1):37–45.

[9] Malo P, Rangert B, Nobre M. "All-on-4" immediate-function concept with Brånemark System implants for completely edentulous maxilla: A 1-year retrospective clinical study. Clin Implant Dent Relat Res 2005;7(Suppl 1):88–94.

[10] Chiapasco M, Gatti C. Implant-retained mandibular overdentures with immediate loading: A 3- to 8-year prospective study on 328 implants. Clin Implant Dent Relat Res. 2003;5:29–38.

[11] Degidi M, Piattelli A. 7-year follow-up of 93 immediately loaded titanium dental implants. J Oral Implantol 2005;31:25–31.

[12] Balshi SF, Wolfinger GJ, Balshi TJ. A prospective study of immediate functional loading, following the Teeth in a Day protocol: A case series of 55 consecutive edentulous maxillas. Clin Implant Dent Relat Res 2005;7:24–31.

[13] Krekmanov L, Kahn M, Rangert B, Lindstrom H. Tilting of posterior mandibular and maxillary implants for improved prosthesis support. Int J Oral Maxillofacial Implants 2000;15:405–414.

[14] Fortin Y, Sullivan RM, Rangert B. The Marius implant bridge: Surgical and prosthetic rehabilitation for the completely edentulous upper jaw with moderate to severe resorption: A 5-year retrospective clinical study. Clin Implant Dent Relat Res 2002;4:69–77.

[15] Zampelis A, Rangert B, Heijl L. Tilting of splinted implants for improved prosthodontic support: A two-dimensional finite element analysis. J Prosthet Dent 2007;97:255–264.

[16] Malo P, De Araújo Nobre M, Lopes A. The use of computer-guided flapless implant surgery and four implants placed in immediate function to support a fixed denture: Preliminary results after a mean follow-up period of thirteen months. J Prosthet Dent 2007;97:S26–S34.

[17] Al-Nawas B, Wegener J, Bender C, Wagner W. Critical soft tissue parameters of the zygomatic implant. J Clin Periodontol 2004;31:497–500.

[18] Becktor JP, Isaksson S, Abrahamsson P, Sennerby L. Evaluation of 31 zygomatic implants and 74 regular dental implants used in 16 patients for prosthetic reconstruction of the atrophic maxilla with cross-arch fixed bridges. Clin Implant Dent Relat Res 2005;7:159–165.

[19] Zwahlen RA, Gratz KW, Oechslin CK, Studer SP. Survival rate of zygomatic implants in atrophic or partially resected maxillae prior to functional loading: A retrospective clinical report. Int J Oral Maxillofac Implants 2006;21:413–420.

[20] Baba K, Tsukiyama Y, Clark GT. Reliability, validity, and utility of various occlusal measurement methods and techniques. J Prosthet Dent 2000;83:83–89.

美学评估检查表

（法）卡里姆·达达
（Karim Dada）
主编

（法）马尔万·达斯
（Marwan Daas）

曲 哲 主译

QUINTESSENCE PUBLISHING

北方联合出版传媒（集团）股份有限公司

辽宁科学技术出版社

患者信息

患者信息采集

姓

名

性别　男 ○　　女 ○　　　　年龄

性格	内向 ○	中性 ○	外向 ○

体形　　超重 ○　　瘦 ○
　　　　中等 ○　　健壮 ○

需求　　美学 ○
　　　　功能 ○
　　　　二者兼备 ○
备注:

期望　　低 ○　　中 ○　　高 ○　　不切实际 ○
备注:

吸烟　　是 ○　　否 ○
备注:

种植手术禁忌症
否 ○　　　　潜在（请具体说明）○　　　　是（请具体说明）○
备注:

患者信息

面部

眼睛颜色

面型

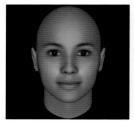 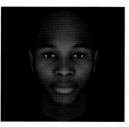 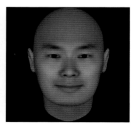

是否与牙齿协调?

椭圆形○   三角形   ○   方形   ○   是 ○   否 ○

面型与微笑平衡

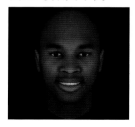

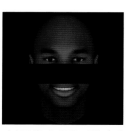

平衡   ○
不平衡   ○
备注:

在图像上标记影响和非影响的区域

水平线

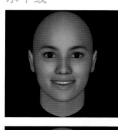

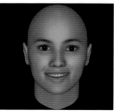

平行   ○
不平行   ○
美学𬌗平面的方向导致的异常   ○
备注:

在图像上标记不对称的笑容

患者信息

面部三等分

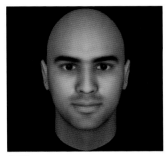

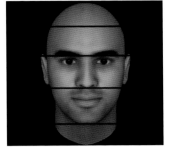

平衡　　　　○

不平衡　　　○

在图像上标记 + 或 –

备注：

外形

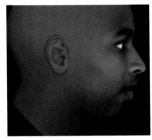

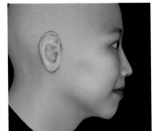

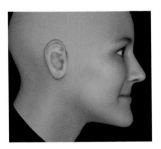

凸面型　　○　　　　　正常型　　○　　　　　凹面型　　　○

是否与牙齿外形协调?　　　　　　　是　　○　　　　否　　○

备注：

唇支持

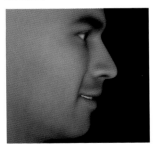

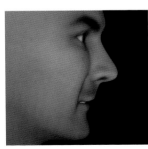

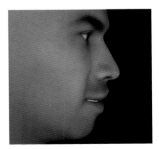

正常　　　○　　　　　不足　　　○　　　　　过度　　　○

备注：

患者信息

微笑

笑线

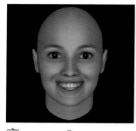 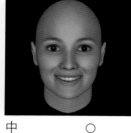 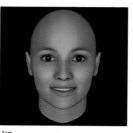

高 　　○ 　　　　　中 　　　○ 　　　　　低 　　　○

如果全口无牙颌的患者是一位高笑线患者，应注意天然牙的牙龈边缘和笑线最高点间的距离。

_____ mm

备注：

佩戴活动义齿的高笑线患者，微笑时无牙颌牙槽嵴是否可见？ 　　前牙区 　　　○
　　后牙区 　　　○

美学𬌗平面

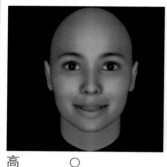 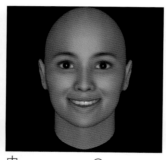 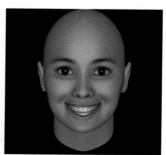

高 　　○ 　　　　　中 　　　　○ 　　　　　低 　　　○

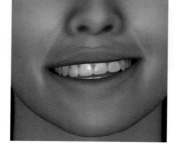 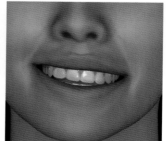

不平行 　　○

标记获得与面部线条协调需要移动的位置

反向 　　○ 　　　　　正常 　　　○ 　　　　　扁平 　　○

患者信息

上唇长度

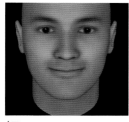 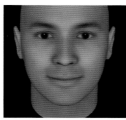 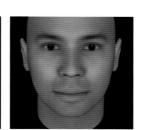

短　　○　　　　　　中　　○　　　　　　长　　○

上唇厚度

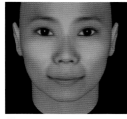 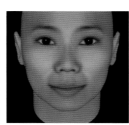 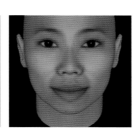

薄　　○　　　　　　中　　○　　　　　　厚　　○

上唇曲线

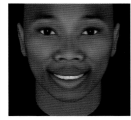 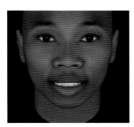 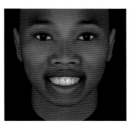

第一型　　○　　　　　第二型　　○　　　　　第三型　　○

牙齿形态　　　　　方形　　　○　　　椭圆形　○　　　三角形　　○
是否与面型协调?　是　　　○　　　否　　　○

初始色度

牙齿大小

_____mm (参考)

中切牙交点的位置

冠状面 ｜ 太高　　　○　　　向左倾斜　　　　　○　　　正确　　○
　　　　｜ 太低　　　○　　　向右倾斜　　　　　○
　　　　｜ 与面部中线是否平行?

矢状面 ｜ 向前　　○　　　正确　　○　　　向后　　○

SPA 概念　　　协调　　　　○　　　　需要修正　　　　○

患者信息

牙周组织

牙龈生物型　　　　　薄龈型　　　○　　　　中厚型　　　○　　厚龈型　　　○

如果角化龈缺失, 注意可再生的区域面积。

备注:

口腔卫生　　　优　　○　　　良　　○　　　差　　　○

备注:

牙周健康　　　　好　　○　　　差　　○

　　　　　　　　　牙周病史　　○

备注:

牙槽嵴吸收　　　　低　　○　　中　　○　　高　　○

是否存在骨缺损? 哪种类型?

备注:

牙周支持组织的坚韧度　　　坚韧　　○　　松弛　　○

备注:

患者信息

咬合

| 开口度 | < 34 mm ○ | 34 ~ 45 mm ○ | > 45 mm ○ |

| 功能异常和功能障碍 | 磨牙症 ○ | 咬指症 ○ | 其他 ○ |

| 疼痛区域 | 肌肉 ○ | 关节 ○ |

| 关节弹响 | 右侧 ○ | 左侧 ○ |

| 功能异常 | 受限 ○ | 偏离 ○ | 偏斜 ○ |

| 参考位置 (正中关系) | 符合 ○ | 不符合 ○ |

| 咬合垂直距离 | 不足 ○ | 正确 ○ | 过度 ○ |

| 𬌗曲线 | 协调 ○ | 不规则 ○ |

| 对颌 | 有牙 ○ | 种植牙 ○ | 无牙 ○ |
| | 需要修复 ○ | 满足要求 ○ |

| 可用修复空间 | 较小 ○ | 正常 ○ | 较大 ○ |

牙槽嵴吸收和修复体代偿

很少或没有 ○　　水平吸收为主 ○　　垂直吸收为主 ○

颌骨分类

Ⅰ型 ○　　　　Ⅱ型 ○　　　　Ⅲ型 ○

患者信息

术前影像学检查

是否感染　　　　　　　　是　〇　　　否　〇

可用骨量

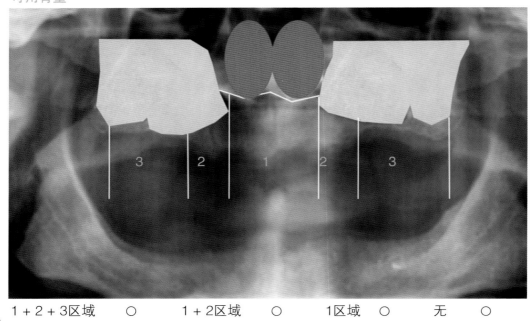

1 + 2 + 3区域　〇　　　1 + 2区域　〇　　　1区域　〇　　　无　〇

骨密度　　　　　低　〇　　　一般　〇　　　高　〇

Notes

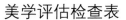

Notes